再び話せなくなるまえに

小児神経科医の壊れた言語脳

著
秋津じゅん

星和書店

目次

はじめに

私の略歴

私は、小児神経学[注1]を専門とする小児科医である。二十数年来、子どもの臨床医療に携わり、小児神経学の臨床研究[注2]もしてきた。私の師匠は、目の前の多くの患者を診察し、診断を加える一方で、その病気が持つ本来の病態を考えたいと望む名医だった。自分の考えが論文になり、それがきっかけになって病気の原因が解明され、のちに新たな治療法の発見につながっていく。「患者さんとの出会いも宿命だ」。こんな師匠の考えに私は感化された。

臨床から生まれた疑問やアイデアを研究に還元していくという役割は、人々には知られていないかもしれないが、医師の重要な使命の一つである。師匠は「教科書に載る事実を見出す」とよく口にした。そのためには、教科書をよく知り、既存の事実を綿密に調べたうえで、患者のことを思慮深く考察しなければならない。師匠のそのような態度を見習いながら、私は事実を発見できる医師になれるように努めてきた。

私は小児科研修を終えた後、小児専門病院で三年間、その後リハビリテーション病院で三年間、小児神経学を学び、師匠の弟子として研鑽《けんさん》を積んだ。その当時は大学医局のシステム上、一つの病院に長くいることはできなかったので、やがて次の病院に移る時期が来た。は、地方の病院に一般小児科医として就職したのである。神経領域の専門医は、一般小児科でも活躍の機会は多い。限りある時間の中で、仕事をし、勉強し、学会活動をしながら、子どもを出産し育てた。夫と二人きりの育児で時間的に余裕のある生活ではなかったが、あれこれ工夫をしながら、二十三年間小児科医を続けてきたのだった。

四十七歳のある日。突然倒れたとか、頭痛でおかしくなったわけでもなく、いつものとおり仕事をしながら、「言葉が思い出せない」「他人と言葉が通じない」と苦しんでいた。「言葉が出ない」と言いながらちゃんとしゃべっているのだから、誰からも信じてもらえなかった。混迷の三日間を過ごし、念のためにと行った検査で脳梗塞が見つかった。失語症(注3)は左の脳梗塞が原因だった。言語聴覚士が様々な言語機能検査を行い、超皮質性感覚失語(注4)ではないかと疑われた。

その三カ月後。朝起きたら、まさしく「言葉が出なかった」。脳梗塞の再発だった。頭の中では自由に言葉を話しているのに、いざ話そうとすると、口からは違う「音」が出る。今度の失語は、伝導失語(注5)であろうと疑われた。私の中には、二回の失語症の像が混在している。

失語症については、感覚性と運動性があるという程度しか知識はなかった。子どもでは純粋な失語の事例は少なく、私の患者では経験がなかった。言語の脳が爆発的な成長を遂げる時期を過ぎ、言語中枢(注6)に一定の言語が身についたある年齢の子が、その言語中枢に障害を受けて、初めて失語になるのであって、発達途中の乳児や幼児の病態とは違うのである。私は、自分の中で起こっている不思議なことを一つずつ記憶にとどめ、一から「失語症」を学んでいくことになった。

　私の失語症は、一個人の事例にすぎない。症状も改善の過程も同じ人はいないはずであることを意識して、この文章を書いている。私にそっくりの失語患者はいないだろうし、私の訓練法が他の人の役に立つわけでもない。それでも本にしようと思ったのは、一般に失語症にみられる、ある失語症状の私なりの解釈が、訓練する人たちや家族にとって意味を持つのではないかと思うからだ。また、健常な生活を送っている人の中にも、数字がわからない、カタカナがわからない、音を聞いても字がわからない人が案外いるということを、自分の言葉の悩みを他人に打ち明けるようになって初めて知った。読字障害(注7)（ディスレキシア）、算数障害(注8)という病名を持っている人、帰国子女で異文化の生活をしてきた人、別の能力で補って苦手を目立たせないで暮らしている人など、その背景は様々である。彼らは、私の状態を知って、共感の言葉を口にした。

　相手が何かを言い、それに対して思ったことを言う、あるいは書くとする。脳内で思考したことを、音声化したり、文字化したりする。相手がわかるように構成を整え、意味がより明確になるように言葉を補っていく。選んだ言葉が悪ければ、違う言葉に置き換える。そこには、翻訳的に意味を文字に直すというだけではない、多くの能力が作用している。こうした作業で何が起こっているのかを言語化するのは、そう簡単なことではない。

自分の中でどんな現象が起こっているのか、私も今まではまるで知らなかった。そして、失ったものを取り戻そうとして初めて知ったのである。今にして思えば「卓越した」言語機能を、当たり前のように造作なく操っていたことを。

私が何を失い、何を求めて彷徨《さまよ》ったかをあなたに知ってほしい。それは、どのように再獲得されるのか、それでもなお取り戻せないものは何だったのか、知ってほしい。そうすることで、あなたは、「自分は何も持っていない」と誤解している自身の知られざる能力を知ることになるだろう。

私にとって「書く」とは

三歳少し前に、私は字を読み始めた。あっという間に読み書きができるようになった。これが私の言葉に対する最初の記憶である。文字は私にとってかけがえのない友達となった。ひらがな、漢字、英語、古文、漢文、手話、点字……言葉に関することはなんであれ、夢中で取り組んだ。言葉を知ることの醍醐味《だいごみ》は、「元の意味を知る」ことによって、「文章の真の理解を得る」ことであった。

私の幼少時、一九七〇年代はまだ子どもの読める本が少ない時代であった。我が家には、少年少女世界文学全集[1]三十巻があった。これを一巻から順番に読んでいった。好きな話は何回読んだかわからない。なかでも『ロビンソン・クルーソー[2]』『十五少年漂流記[3]』が好きだった。困難の中で楽しく工夫して生きている様子に心が躍った。キリスト教の修行を書いた『天路歴程[2]』などわかりにくい話もあったが、いつかわかるだろうと順番に何度も読み通した。小学校六年間の読書歴はこれに尽きる。

小学校二年生の時、親友ができた。今ではそう珍しくないが、彼女はドイツから戻ってきた帰国子女だった。帰国子女といっても、ドイツでは日本人学校に通い、日本語の力も長《た》けていた。それに加えて、英語やドイツ語もできる秀でた能力のある子だった。漢字は少し練習の必要がある彼女と私は、漢和辞典を使った言葉の探究のおもしろさにのめり込んでいった。新しい漢字を辞書で引き、語源、読み、その字を使った多くの熟語を知ろうとしたのである。小学生や帰国子女にとっては未知の熟語が多く、私たちはしばらく辞書引きにハマった。彼女は、「この辞書引きの時期に、言葉を覚えた」と今も言っている。小学校三、四年生くらいから一緒に長編の物語を書いていた。このあたりが私のものを書く力の出発点ではないか。

中学生になると、兄の勧めで「Z会」の英語の添削を受け始めた。高校一年生が対象だった。独学の中学生がどう勉強したのだろうか。「英文を読むために必要な最低限の文法知識」は知っていたらしい。英文を訳すにあたっては、文法を参考書で調べ、全部の言葉を辞書で引き、推測できる日本語訳を考え、意味がわかった段階でもう一度辞書を引き直し、辞書の例文を参照しながら用法を一文字ずつ確認していった。英英辞典を使えるようになったので、二、三年で無類の翻訳力を発揮するようになった。日本語の力もこれで強化された気がする。

高校生の時は自分の考えを書くことに没頭した。雑誌に投稿し、掲載されると、それを題材に仲間との議論が過熱する。ふだん考えを言わない人もいるが、書くことによって、「私もそう思っていた」誰かにとっての代弁者になるのだ。人が生きること、死ぬこと、家族の愛と憎悪について書いていた。当時、自分の喘息《ぜんそく》の具合が思わしくなく、連日発作が起こって死を予感することがあり、人生には悲観的になっていた。

大学生になって喘息は落ち着いたが、高熱が続き体調が悪かった。悲観的な人生観に拍車が掛かり、鬱々《うつうつ》とした状態だった。そんな折、大学の教養講座で手話と点字を学び、その時の教授の紹介で盲ろう者（注9）と知り合った。体力もなくすぐに熱を出す私ではあったが、細々と通訳や介助を始めることになった。その経験が私に大きな転機をもたらした。まぎれもなく、「悲観」に満ちた人生を生きる人たちが、激しく自分の運命を呪い、報復するかのように難事に挑戦していく。それでも彼らは笑い、喜び、感謝と溢《あふ》れ出るユーモアが辺りを覆い尽くすのだ。やがて、一段一段折りたたまれるように、苦痛の年輪が笑いの襞《ひだ》と折り合っていく。当たり前のことなのだが、彼らと一緒に行動し、一緒に笑い、彼らの心の襞に触れるほど、彼らの過去にどれほどの苦痛や絶望があったかを思い知るのだった。

通訳や介助をしながら、助けられているのは、むしろ、年も若く苦難も浅い私のほうだった。私は自分の苦痛をさらけ出し、笑ったり泣いたりしながら、彼らとともに襞を刻んだ。この時書いた文章を教授が紹介してくださって、たくさんの知己を得た。点字や手話で語りかけることによって、多くの人たちが、「私も同じところを通ってきたのよ」「あなたと同じ気持ちなのよ」と語りかけてくれた。

体力が足りなかったが、悩んだ末にかねてからの望みどおり小児科医になることに決めた。望んだことがたった一つであれば、きっとやり遂げられると信じていた。これをやりたいと思うときに、できない理由を優先してしまうと何もできなくなってしまう。起きている時間は一心にそれ一つに傾けよう。時間が足りなければ病院で寝ればいい。本も雑誌も読む必要はない。私は小児科医になろう。それ以外は捨ててしまえ。そしてたどり着けるところまで行こう。私は一心不乱に自分の道を突き進んだ。

小児科医になって、本を読むことも文章を書くこともぱったりと止めた。仕事の本だけは貪《むさぼ》るように読んだ。まだ私には書くべき内容がない。人に伝えるべき内容が溢れてきたときこそ書くのだ、そう考えた。

娘が生まれてから息子が生まれるまでの間（三十～三十七歳）は、精力的に論文を書いた。寡作であったが自信の秀作でもあったので、満足だった。なかなか生まれなかった第二子のかわりに、論文が我が子のように思えた時期である。なぜか四十二歳くらいから執筆活動は不活発になった。そして「書けない」状態へ。四十六歳、断筆宣言。

私にとって、ものを書くことが人生の大切な要素であったが、仕事はあくまで小児科医であり、断筆しても生活に変化はなかった。私の心の中だけの問題であり、誰も気づく人はいなかったかもしれない。何かを次に書くとすれば、今度は論文ではないだろうという予感がしていた。再び読書に没頭するようになった。子どもの時から三十年ぶりの経験であった。

第一章　脳梗塞

異　変

あの五月はとても忙しかった。いつもどおりの遅番、当直、週末出勤の当番に加えて、学会のために遠方に出張したり、小学五年生の息子の運動会に行ったり、高校二年生の娘の試験勉強を手伝ったり、仕事の合間に次々と家庭の用事もこなしていた。体力の限界がそこまで来ているという自覚はあった。

どの地区も、小児科医は不足している。六月の第一週の日曜日は、隣の市の二次救急を緊急的に肩代わりした当番日だった。余分な仕事である。疑問や不満はあったが、やらなければなるまいと覚悟し、ようやく乗り越えた。安堵《あんど》しながら月曜夜のミーティングを終えた。これで、久しぶりの休暇が取れる。翌日、息子の塾の先生との面談を約束していた。

特別な任務が終わった途端に、熱が出たりめまいで倒れたりすることはよくあることだ。大体、無理をしたときに、身体とか職場とか家庭とか、弱い部分に毒が出てくるものなのだ。

朝起きた。家族を送り出して、何をしようかと思ったが、体がだるく動けなかった。本でも読もうかと思って図書館に行ったが、ふらふらと歩き回ってどの本も手に取る気になれなかった。

「疲れているのかな、まるっきり本のタイトルが目に入らないや。仕方ない。少し休んでから面談に行こう」と思った。電車は十二時三十分でも間に合うけれども、一本前で行ってコーヒーでも飲んでから塾に向かおう。電車にもなんとか間に合い、予定通りコーヒーも飲んだけれども、決まったとおりにやっているだけで、落ち着かなかった。せっかく面談に来たのに、筆記用具も持ってこなかったとコンビニに入った。お金を出すときになんだか戸惑った。そして塾に向かった。

面談で何をしゃべったか、先生が何をおっしゃったか、まるで記憶にない。先生に何か意見を言わなければと思ったが、「説明文」という単語を思い出せず、「物語ではなくて……」と言うと、先生が「説明文ですね」と訂正してくれた。どうして思い出せないのか。

ＡＴＭでお金をおろそうと思ったが、今度は、四桁の暗証番号が思い出せなかった。その番号になった理由を思い起こし、ようやく暗証番号を押せた。いつも使っているのにどうしたんだろう、と疑問が湧いた。

家に帰って、息子とテストの解き直しをしたのだが、彼と同じように間違えてしまった。このような間違いは国語では珍しかった。文章を読んでいて、問題となる部分がハイライトとなって浮かび上がってこなかった。それも変だった。

その日、私は不機嫌だったらしい。そして無口だった。疲れているようで、なんだか思うようにできない自分が腹立たしかった。これは寝るしかないと思って早く寝た。

翌日勤務。コンピューターの操作がうまくいかなかった。修正しようとして動作を繰り返しても、同じ間違いをしてしまう。薬の名前が思い出せない。患者さんの前回の履歴を思い出そうとしても、過去のカルテを読み直すことができない。学校のことで悩みがある患者さんから、話を聞き出そうとしているのに、なんとなく話が嚙《か》み合わない。十年来付き合いのあるお母さんだったので、「どういうこと？」という懸念が彼女の顔に浮かんだ。私は嚙み合わない理由がわからなかった。二人の間に沈黙が流れた。おかしい、と思った。

看護師たちは、私が疲れているか低血糖だろうと思ったらしい。優しくお茶を入れてくれたり、お菓子を出してくれたりした。「ちょっと休んでくるね」「どうぞどうぞ。今日は患者さんが少ないですから」。しばらくソファーでゴロンと横になった。

次の日も外来に出た。朝、「今日こそは元気になったかもしれない」と思うのに、結局、前日と同じだった。かかりつけの患者さんが海外留学するので、英語の紹介状がほしいと頼まれた。「はい、いいですよ」。フォーマットがあるので簡単に書けるだろうと気安く請け負った。ところがどうしても自力で英文が作れない。翻訳ソフトを使ってみたが、受動態、過去形、依頼文などに変換しようと思って、単語の順番を変えるとめちゃくちゃになってしまう。読み上げても、合っているのかわからない。

このとき初めて、何か認知に関わる病気なのではないかと思った。アルツハイマー病とか？いやいや発症が火曜日ってわかっているからな。多発性硬化症《たはっせいこうかしょう》とか血管炎とか？　体の病気でないなら精神科かな？　文献を読もうと思って検索したが、その時、何か有用な情報を得たかどうか思い出せない。

金曜日の午前はほとんど寝ていた。昼食を取りながら「言葉が出ないんです……」と同僚に打ち明けたが、「そうかな」という反応しか返ってこない。午後も寝ていると、神経内科医の友人が声をかけてくれた。「言葉が出ないんだけど。アルツハイマーとかありえるかな？」「その病気には急性発症はないから。言葉も変とは思えないけど。ＭＲＩ撮ってみようか？　気がつかないうちに、軽い梗塞《こうそく》になっていることはあるからね」

四時すぎにＭＲＩを撮影した。終わったらモニターの前に人だかりができていた。

――これが私の？

左中大脳動脈《ひだりちゅうだいのうどうみゃく》の典型的な脳梗塞像だった。病変は言語中枢であるブローカ野（注10）を覆い尽くしていた。

――やっぱり病気だったんだね。

苦しく寂しかった三日間の自分をいたわった。言葉を失っていく自分。失った言葉にわかる言葉を重ねてかろうじてつなぎ、無口になって耐えていた自分。

――これで、終わったんだ……

二十年以上この生活ができたのは、長かったかもしれない。どこかで、突如終わりが来るような予感はあった。ただ……言葉が出なくなるとは思っていなかったのである。

四十七歳、初夏の長い一日の夕暮れだった。

入院

その日のカンファレンスの当番は私だった。同僚たちに決まりどおりに申し送りをしたあと、自分のＭＲＩ画像を出し、事情を説明した。可愛がっている後輩がぼんやりしている。「こういうときは、悲しそうな顔をするんだよ」と彼に忠告した。「患者さんに深刻な話をするときに、その場にそぐわない表情をすることがあって」と、看護師が私に耳打ちしていたことを、ふと思い出したからだ。

救急室の裏の部屋でこっそりと診察を受けた。

日常的ないくつかの単語をテストした。言い淀《よど》みがあるが、なんとか通過した。四から六桁の数字を言われ、逆から順に答える問題では、「逆唱する」(注11)の意味が一度でわからず、復唱してしまい、訂正された。逆唱そのものはできていたので、通過した。計算の課題では、百から七を引いて、この答えから順番に七を引いていく。百から七を引いて九十三、七を引いて八十七と答え、次の数字を言おうとした瞬間に唇を嚙んだ。「八十になるわけないじゃないか」担当医の顔が、深刻な表情に変わった。周りで見ていた人たちもざわめいた。

それからのことは、よく覚えていない。諺《ことわざ》の意味を問われ、「猿も木から落ちる」で不合格だったようだが、自分では正しく答えたはずなのに、何がいけないのかよくわからなかった。

さっきまでその部屋で診察をしていた。患者さんをみて診断をし、検査や薬を出していた。言葉が思い出せないだけではなくて、単純な計算もできない事態だったのに！

ああ。今まで元気だったことなんてなかった。それでも、なんとかやるべきことはできていた。子どもの頃は発作で眠れなくても、ゼーゼーしながら定期試験を受けた。高校入試のときは高熱だった。医師になってからも、患者さん以上に咳《せ》き込んで、逆に「大丈夫ですか」と心配された。妊娠中には、強いつわりや出血に悩まされ、妊娠後期は切迫早産のため、救急室まで患者さんの診察に行く最中にも、お腹の張りがあって歩けなくなり、途中でしゃがみこんでいた。「ダメ、もう二度と起きられない」と思いながら寝ていても、「痙攣《けいれん》が止まりません」「新生児の酸素飽和度が上がりません」と、ポケベルで呼ばれれば、飛び起きて駆けつけた。そのときだけは、ありったけの力をふりしぼることができた。どんなに眠くて疲れていても、あの角まで、次の角まで……と必死に進んできた。元気でなくても困ることはなかったのである。

「あるべき自己」が、「私らしい私」をねじ伏せて行動をコントロールする日々を当たり前だと思い、そんな自分を過信していたのかもしれない。「私」が、あるべき自己の圧力に耐えられなくなったときが来た。私の描いたものは「幻」だったのか。それは、一片の波に崩され、跡かたもなく消え去り、無に帰してしまった。

入院したが、何の感情も湧かず、放心状態だった。それどころか、そのあとのことは記憶がまだらで部分的にしか物事を覚えていない。携帯電話で夫の電話番号が探せず、ぼんやりしていたところ、上司が夫に電話してくれたのが記憶にある。

何時間が経ったのか。担当医と話をしている最中に、夫と息子が到着した。心配そうに駆け寄ってきた子を抱きしめてようやく感情が湧いてきた。彼は、涙をこらえながら先生の話をよく聞いていた。そして命に別状はないとわかると、少し安心したように、ママが困らないようにと部屋を点検してくれた。「電気のスイッチはここだからね。寝るときは半分にしてね。窓は開かないみたいだね。空調は二十七度にしておくね。テレビのカードは買ってくるよ」。電気製品を調べない母親のために、いつもどおりに世話を焼くのだった。

その夜は泣いた。いま子どもを残して死ぬわけにはいかない。そして自分のためにも泣いた。私のことをかわいがってくださった方たちを想い浮かべて泣いた。いればすぐにでも飛んできて、ここで私を抱きしめて泣いてくれただろう。だが、彼らはここにはいない。彼岸にいる……。

左中大脳動脈の脳梗塞は、そんなに軽い病気であるはずがなかった。前頭葉《ぜんとうよう》下部から側頭葉《そくとうよう》内部にかけて楔形《くさびがた》に病変は広がっていた。しかし、失語症の検査をしたところ、それほど大きな問題はなかった。日常会話は成り立つし、言葉も失われているようには見えず、医師もいぶかしむほど症状は軽かった。周りの人たちは、軽くて良かったと安堵した。

「でも、以前と同じじゃない」と、私は焦っていた。霧の中にいるように頭がモヤモヤして疲れやすく、寝ていることが多かった。あとになってみても、ふっつりと記憶が途切れたようになっていて、当時見たものや考えたことなどの記憶がすべて曖昧《あいまい》だ。

モヤモヤの中で断片的に覚えていることもある。毎日決まって主治医に諺の意味を尋ねられた。「雀百まで踊りを忘れず」「三つ子の魂百まで」「瑠璃《るり》も玻璃《はり》も照らせば光る」など。「瑠璃」ってなんですか？　これは誰でも答えられるのか？　健康なときからこの言葉は知らなかったぞ？　正しく答えたつもりでも、医師の顔が曇《くも》った。どこか間違っているのかと思うと、いっそう自尊心が傷ついた。諺の意味を問う課題は、私の病像と食い違っているのではという疑問も自分自身の中にあった。しかし、自分が気づいていないところで言葉遣いが間違っているということが、私を不安な気持ちにさせ、言葉を発することに臆病にさせた。

まもなく、言語訓練が始まった。

ブロッコリー、スリッパなど、日常的な単語が思い出せず、言い淀むことがたびたびあった。脳内の言葉の辞書の中から、目的の言葉を取り出せないため、じっと黙ってしまう。また、意図した言葉とは違う言葉を間違って選んでしまう症状も、たびたびみられていた。漢字も誤って書いたし、目で見ても誤字に気づかなかった。「三つ子の魂百まで」「猿も木から落ちる」のような諺の意味を問われた。すると、「三歳の子の魂がずっと変わらないように……」「猿も木から落ちるように……」と、問いに引っ張られるように文を繰り返さないと、「習慣」とか「名人」というような言葉がなかなか出てこない。言語聴覚士（ＳＴ）は私の病像に気づいていたが、いちいち指摘はしなかった。あとで自分の言葉を回想することがあり、何度も間違いに気がつき、そのたびに赤面した。

一般的な会話では、ちょっと言葉を思い出せなければ、迂回したり、話題を遠ざけたり、相手の言葉を繰り返しながら流していけるだろう。会話であれば、相手に気がつかれずに話は流れていくし、たとえ猛然と迂回路が働いていたとしても、無意識なので自分さえ気がつかないこともある。ただ、思い出せる言葉があまりにも少なくなってしまうと、さすがに話は滞《とどこお》る。しかも、一語思い出すたびに疲れ、やっと思い出したそのキーワードを失いたくないために繋《つな》がれた文章は、どことなくおかしい。私の質問に対する相手の返事が的を射ていないのは、私の質問が拙《つたな》いからだった。自分の思いどおりに進まない会話にも、私は苛立《いらだ》った。

ナイフとフォーク、足袋《たび》と草履《ぞうり》、世界史と日本史など似た言葉をよく間違えた。これは、自分では予期できないときに起こり、自分が間違った言葉を使ってしまったことに気がつかなかった。脳の辞書の引き出しの中から言葉を取り出すときに、置き場所の近い言葉を選んでしまうことは、失語の人にはよくあるらしい。子どもの名前を間違うぐらいなら笑い話だが、自分がアレルギーを持っている薬剤名を言い間違う一件があり、怖さを感じた。なかなか思い出せなかった単語や、間違って使った単語を直したときなどに、これらの言葉が脳に焼きついてしまい、次の会話の中でも誤ってその言葉の引き出しを開けてしまう傾向があった。また、一度した間違いを何度も立て続けに間違うことにも困っていた。脳がその言葉や動作にとらわれてしまって、「間違っている、ここを直そう」とわかっているのに、どうしてもその行動から抜け出せないのだ。

「失語は軽いです」と言われるたびに、私は深く落ち込んだ。「思い出せない言葉はあるけれど、それ以外の言葉遣いは変わっていない」と家族でさえ口にした。私の書き言葉に違和感を持ったのは、詩人の友人と、師匠だけだった。

言葉が思い出せないのは忌々《いまいま》しかったが、自分でわからないところで誤った言葉を使ってしまうことのほうが悩ましかった。私が自信満々に間違ったことを言ってしまったら、みんなすっかりそれを信じてしまうだろう。また、何度も同じ間違いを繰り返す自分に苛立った。そして、相手と話が通じていないような気がすることに悩んだ。自分がしゃべっていることや書いた文章の意味が相手にどのように伝わっているのかどうしてもわからない。私が書いたメールの意味がわからなくて友達が困っていた。けれど私には、どうしても、どの部分で取り違いが起こっているのか理解できないのだ。

若年性脳梗塞(注12)として、血栓素因の検査や経食道心エコーなど、多くの検査をしたが、原因はわからなかった。二週間で退院した。

孤独感

一カ月後に職場に復帰した。記憶の周辺がモヤモヤしていた感じがなくなって、悪くはなかった。しかし、どうしようもなく疲れやすかった。一時間ほど人と話すと一時間寝る。子どもと一時間勉強したら一時間寝る。もうダメだと思うと、シャットダウンしたように眠りに入ってしまう。起き上がってからも、なかなかスリープモードから復活することができなかった。

この頃に書いたものの記録がほとんどない。文章は書けたはずなのに、箇条書きになったメモだけが残されている。

記憶——二〇%減。
名詞のとり扱い。
それを削除するための言いまわし。
「ちがうことば」を言ってしまうことがある。

そっくりな言葉がでる。自分ではわからない。
自分の文章を見たとき、「客観的にどうみえるか」がわからない。そのために悩んで、
消してしまう。

あとからこのメモを読むといたたまれない気がした。整った丁寧な筆跡である。しかし、なんとなく文脈がない。脳の中も論理に欠け、箇条書きで構成されているようだった。
二、三通のメールも残っている。単語の選び方が充分でなく、やはり構成が悪い。自分の文を訂正できないと悩んでいたが、誤りとは言えないものの、英語を訳したような下手な日本語だった。
どこが悪いとも言えない私は、不安を残したまま、職場に復帰することになった。どういうわけか、どうしても病棟当番をやりたくなかった。外来は、決まりどおりの関係で済むところもあるが、入院患者さんとなると、言葉が患者家族とのつながりを左右すると思って恐れていたのではないか。
外来でも、一時間ほど診療するとぐったりした。気になることがあると、他のことは考えられなくなった。言うべき言葉がたくさんあると、頭の中が言葉でいっぱいになる。しかも、思い出せない言葉が伏せ字の状態で散乱している。疲れると言葉を探すことが嫌になり、言葉を見つけたはしから、作法も論理もなく口にした。二時間も診療すると、この状態は顕著に現れ

た。

例えば、久々に発作を起こしたてんかんの患者さんを診察中のこと。今回は脳波と血液検査もして、親御さんにもよく説明して、方針をわかってもらわなくちゃ、と思って話を始めようとすると、付き添ってきた、初対面のおじいさんが、突然言いだす。

「これは、精神安定剤ですか？　飲まずに治ってほしいのです」

えっ？　もちろん精神安定剤じゃない。親御さんは治療方針を納得しているし、おじいさんの意思は関係ないんだけど。今日は、親御さんにもっと重大な話をしないといけないし。おじいさんに詳しく話す余裕はないなあ……と、様々な思いが乱れて、しばらく沈黙してしまった。

いつもだったら、悠然とうなずき、こう返すだろう。

「そうですね。お母さんは治療のことはよく知っていらっしゃるけれども、大事な話だからおじいさんにも説明しましょう。あっ、その前に先に脳波の予約を取らせてくださいね」というような、おじいさんの心配も配慮していますよという言葉があれば、身内の方はたいてい満足する。その人が母にとっての義父であったり、厳格な父親であったりすれば、母自身が治療を納得していても、他の家族が治療を妨害することも考えられる。それに気がついた医師が家庭の不和の材料を揉み消しておけば、その親子は安心して治療を受けられる。しかし、そのとき私に、そんなゆとりはなかった。

「心の中で思ったことが、そのまま口から出てしまう」「いけないと思ってさえぎると無口になる」というのが症状だったが、誰にも理解されなかった。まあ、頭の中の考えが人に見えるわけじゃないから、わからなくても無理もない。「話が通じていたかな。間違いなかったかな」と、スタッフに確認するが、皆が優しく「できている」と言う。でも、自分では納得できなかった。

暑い夏だった。「少しは運動しないと」と思い、夕暮れの遊歩道を歩いた。体はだるく、足はオモリのようだった。ミンミンゼミがけたたましく鳴いていた。ふと、近くの木にとまる一匹のセミの声に耳をすます。それは一本調子で鳴いていたが、やがて声のトーンを落として鳴きやみ、漆黒の闇のような沈黙が広がる。ふと我に返ると、あたりいちめんミンミン鳴く声は少しも変わらないのに。ついに私は、たまらなくなり駆け出した。

「なんだか、これが解決するのかわからない気がした」と、メモは終わっている。

とにかく、三カ月弱、できる範囲で仕事をしていた。間違いや会話上のミスも発見できなくなっていた。周りの人たちはすっかり治ったと思っていた。そして、三カ月後に、予期せぬ事態が起こるとは、誰も夢にも思わなかった。

第二章　再発

脳の内部には自分自身の意思があり、それを考えたり書いたりすることを、不思議に思う人はない。ところが、自己との対話は完成されているのに、突然にしゃべることも書くこともできなくなってしまうとき、他者は、こちらの内部に完成した自己があることを、見抜くことができるだろうか。それとも、意思のない人間として処理されてしまうのだろうか。そして、誰にも語られなかった「私」の過去の経験は、なかったものとして葬り去られてしまうのだろうか。話せない、書けない私が、現在も過去も意思ある「私」であることを、他の人に証明してみせることはできるのだろうか。

言葉が出ない

九月二十二日の朝だった。

なんとなくぎくしゃくする体を起こして、ゆっくり立ち上がった。そして、「おはよう」と言ったら、口からは意味のわからない音しか出なかった。右腕はぶらりと下に垂れていた。自分の体じゃないようだった。

鏡を見た。右顔面の鼻唇溝《びしんこう》(注13)が消えていた。「右側の麻痺。言葉が出ない。再発だな」。驚くほどに冷静だった。夫に声をかけた。「声が出ないんだよ」。口からは変な音が漏れただけだった。

再び、「言葉が出ないの。麻痺もあるの」と言いかけた。だが、やはり意味がわからない音が出るだけだった。

「言葉が出ないのか」と夫が叫んで、すぐ病院に電話した。

　家族は黙々と朝食を食べている。私の右口角からヨロヨロと唾液がこぼれた。「顔の麻痺があるんだな」と服のしみを見て察した。息子の太一《たいち》が何事もなかったように紙で優しく拭いてくれた。


　七時すぎ、病院に着くと、自分で歩いて救急室に入った。神経内科医は不在だったが、幸い、最初の脳梗塞のときに担当してくれた研修医（注14）さんがいた。彼女は神経内科医になるという噂《うわさ》であった。夜勤明けの一番疲れる時間帯だ。しかし、彼女は疲れた様子もみせずに淡々と所見を取り、診断を進めた。表情にはあらわれないが、彼女の優しさがそこに見て取れた。ＭＲＩを撮影後、点滴を入れられ、処置室で待っていた。

　周辺には誰もいなくて静かだった。一滴一滴、点滴のしずくが落ちる音が聞こえそうな気がした。扉、カーテンなどの周りの景色がモノクロに感じられた。私以外世界中に誰もいないんじゃないか、と思われる静けさだった。感覚のある左手で、肩から前腕、手首、手掌《しゅしょう》、指先まで、右半身を何度も何度も触った。顔の前で両手のひらを合わせた。右手がたるんでいて冷たく、自分のものではないような感じがした。私は、自分に向かって、心の中の言葉で問いかけた。「右側は、自分の身体のようには思えないね。目で見れば、指示どおり動いているのがわかるけれど」。関節の動き、筋肉のたわみなどは、自分の体らしいイメージがあったが、触覚が水の中で触られたように遠かった。

ついに、神経内科医が現れた。先生の動きもこれまでと同様に静かだった。理学所見[注15]をとったが、テストは一つもできなかった。

単語は何一つ言えなかった。「ひまわり」も「ネクタイ」も「机」も「イス」も「時計」も、言えなかった。単語の復唱もできなかった。言葉は頭にあるのに、口から出た瞬間、変な音になってしまう。物の使い道は指で指し示し、百から七を引く計算は「100、93、86、79……」と順番に紙に書いて答えた。何か書いてみてくださいと言われて、頭の中では次々文章が浮かんだけれど、書き出しが思い出せず、自分の名前だけを書いた。

「私の中には正しい言葉がありますよ。先生の言葉も理解していますよ」と先生の顔を見つめたけれど、本当にわかっているのだろうか。先生は研修医さんと少し話し、「再発です。入院しましょう」のような簡単な言葉を残して、すぐに去ってしまった。

「それはわかっているんだけどなあ。薬はどうするのかなあ。発症から二、三時間しか経っていないけれども、ｔＰＡ[注16]は使うのかなあ」そう思ったが、思考が遅く、疑問がわいたのは先生が行ってしまってからであった。

また静寂が戻ってきた。どれだけ時間が経ったのか。夫と太一はどこに行ったんだろう。先生から話を聞いているんだろうか。医師ではない夫にいくら話しても、私が知りたいことは聞き出せないだろう。話は夫ではなく私にしてほしいんだが。ぼんやりした思いがなんとなく浮かんできては消える。

ちょっとウトウトした気がする。同僚の小児科医が来てくれた。

「先生、声が出ません。再発です。すみません」

声は出たが、意味のある音が出せないので、少ししゃべりかけてやめた。顔の筋肉の影響で表情が作れないので、相手にどう見えたかわからない。見つめ合ったまま、沈黙した。同僚もショックのように見えた。おそらく、再発の噂を聞いてたまらず回診を中断して飛んできたのだろう。自分から話すしかないとわかったのか、無言の友人に与えるべき言葉を探していた。

「先週、負担をかけたね。これからのことは心配しないで」

いつもの優しい調子でほのかに微笑《ほほえ》みながら彼は言った。仕事を休むこと、力になれないこと、負担をかけたと後悔させたことが、申し訳なかった。

脳梗塞再発。五カ月間の長い入院生活が始まった。

言葉をたぐりよせるように

翌朝、薄暗がりの中で目が覚めた。「ああ、ここは病院なんだ。再発したんだ」と思うまでしばらく時間がかかった。子どもの名が浮かんだ。言葉は全部覚えているよ。ああ、声に出してみよう。

「たいち……」とつぶやいた。昨日のことを思い出した。息子の名を呼ぼうとしたら、「た……」しか言えなかったっけ。彼はすばやく駆け寄って、「太一だよ」と悲しげに繰り返した。私の膝《ひざ》に手を添えて。

「あゆみ……」。こっちは簡単だった。娘の顔を思い浮かべながら、昨日ピアノの発表会に行けなかったことを思い出した。

二人にメールを送ろうとした。愛用のガラケー（携帯電話）の文字盤を見ると、ふっと頭の中を異様なものが走った。文字盤のどの項目に目的の文字が入っているのかまるでわからなかったのである。適当にボタンを押してみると、「あ」の項目に「秋津」があり、次候補に「あゆみ」と「太一」が入っていた。しばらく悩んだ末に、「あゆみ！」「太一、」と送った。マークや点は、文章を続けたいという心の拘《こだわ》りである。これ以上の文字は打てなかったが、字を忘れているという自覚はなかった。そして発音を思い出した子どもの名前を何度も何度も口で唱えた。今度こそ絶対に忘れないように。

私はこの病院で小児科医として働いていた。二十三年間、産休もろくろく取らずに昼夜なく働いた。二人の子どもにとっては、母はいないのが当たり前だった。スタッフにとっては、その私が今、逆に患者としてベッドに横たわっているのは、衝撃の事実だった。車椅子で移動していると、警備員さん、掃除のおばさん、交換のオペレーターらが、言葉をかけてきたり、そっと会釈をしたりしてくれた。顔を知っている人もいたし知らない人もいた。私の知らない方々が気にかけてくれていることに、心細い自分が安らぐ気持ちがした。

なじみでない病棟の看護師に、知り合いは少なかった。言葉が不自由な中で初めての人たちと付き合うのは難しい。いつもならば一日付き合えばその人のことがいろいろとわかるのに、話せない私は、相手から質問がなければそれ以上会話ができなかった。自分から会話をコントロールできないことに、少し落胆した。

トイレに行くときにもコールして付き添ってもらわなければならなかった。初回の脳梗塞のとき、トイレで失神してブラックリストに載っていたからである。しかし、トイレのたびに忙しい人たちを呼びつけるというのは、なかなか面倒だった。「この看護師さんは苦手」と思うと、いっそう言いそびれた。

丸顔の気さくな若い看護師がいた。「ご気分はいかがですか。カーテンを開けますね」。返事があろうがなかろうが、ああでもないこうでもないとしゃべってくれ、私も話している気分がするのだった。彼女には、書き取ったメモを見せ、「この字はどう書きますか」と質問もした。

以前、「石にも心がある」と話していた心理の先生がいた。自閉症の子どもたちが他人の心理がわからないときの訓練法だ。「見てごらん。あの石は言っている。『雨が降っていて寒くて辛《つら》いなぁ』。この石は『俺様を蹴飛ばすとは何事だ』ってね」。周囲の大人がこんなふうに石の心を解説するのである。彼女は、石になった人の気持ちを想像する技術があるのだろう。

多くの看護師が、私の言葉が増えるにつれて話しかける回数も増え、会話の中身も広がってきた。会話は交互に言葉を交わさないと成り立たない。最初に苦手だと思っていた人も、しゃべっているうちに笑ったり答えたりして好きになっていった。

自分らしい出来事と自分らしくない出来事

病院の朝は、看護師の訪室で始まり、定期的な観察事項に沿って状態をチェックされる。次いで一日二回、神経内科医が見に来てくれる。入院直後は、多数の医師がそれぞれ入念に所見を取り、検査をしたり、病状の説明に来てくれて、患者は結構忙しい。正しい診断をするには、患者の正確な所見が欠かせない。「正しい情報を出す側」だって、それなりに覚悟と誠意を持って対応しなければならない。

そんなわけで、入院翌日の朝は私も真剣だった。診察の手順は決まっていて、神経学的所見を取り、氏名、生年月日、今日の日付、ここはどこですかと問われ、物の名前、書字、復唱、音読、計算などが調べられる。必要に応じて細かい検査を追加していく。自分が何をどこまでできるのかわからないまま、馴染《なじ》みの検査手順に従った。

「名前は？」――「秋津……じゅん……です」

「生年月日は？」――「42．7．2」（手書き）

「今日は何日ですか」――「9．25」（手書き）

「ここはどこ」――「びょ……う……い……ん」

「ネクタイ」（絵）――「わからない」

「ひまわり」（絵）――「はな。ひ……」

「時計」（絵）――「時計」と書く（手書き）

単語を何度も言い直しながら発語した。言えなければ、浮かんでくる字を書いた。「わからない」を何度連発したかわからない。たくさんのことができなくなった自分であるが、それを悲観するでもなく、客観的な自分自身の病像を調べたい気持ちもあった。

朝の診察を終えるとくたくただった。食事や来客、検査やリハビリもあり、メールやメモを書く時間も必要だった。のんびり寝ている暇などない。しかし、脳の病気の時には、これが信じられないほど疲れるのだ。

この中で自分らしくない出来事が二つあった。朝四度目の医師らの診察を終えたあと、「次の検査の時間までにごはんを食べなければ」と大慌てで食べようとしているとき、研修医君が来た。そして、神経学的所見を一から取り始めた。私の朝食を、「終わったかな」と看護師が覗きに来ているのに。私は朝から診察をずっと受けていて、くたくたなのに。全部やるつもりなのだろうか。私は「わからない、わからない」と連発し、研修医に親切にしないのもどうかと思ったのだが、ついには追い出してしまった。こちらは一日中出せない声の中で悶《もだ》えているのに、「簡単な検査」をするのに時間を選ぶ必要はない、と彼は思っただろうか。暇な時間を彼に与えなくて悪かっただろうか。彼は、賢くなくなった私、傷ついている私に関心はなかった。専門家ではないので内容も要領を得なかった。くたくたな私が血みどろになりながら答える理由はなかった。

私がこれを言えないからどうなの？　他の患者さんにもこうしているの？　ささやかな敵意を込めて、私は彼を見つめた。「今から検査してもいいですか？　これは僕の勉強のためなんです。疲れてないですか、時間は大丈夫ですか」。こんな気持ちがあったのなら。

あとでこのことは、ずっと後悔して何度も謝ろうと思った。「朝ごはんを食べないと次の検査に間に合わないから後にしてね」と言えばよかったのだ。でも、それを言えない病気なんだからね。

リハビリ室で、定年後に再就職した知り合いの看護師に出会った。「私は肺がんになってもうダメかと思ったけれど、ここに帰ってきて働いている。あきらめずに頑張りなさい」と、とても怖い表情で言った。私はあまりしゃべれないので、「さいはつだから……」とだけ答えた。三カ月間の悩みや今後の方針が狂ってしまったことまで語る余裕はなかった。

「それでも頑張るんです！」と、彼女の表情は硬かった。

今にして思えば、一緒に働いてきた人生の後輩が病気のなりたてで頼りなさそうにしている。励まそうと思ってわかりやすい言葉で声をかけてくれたに違いない。「失語症だから、難しい言葉は使えない」という誤解もあったのであろう。しかし、私は、その短い言葉の唐突さに怯え、すくんでしまった。「病気になったり、悲しい出来事が起こったときに、人はゆっくり悲しんだり、過去の自分を思い悲嘆に暮れてはいけないの？」。これが私の偽らざる気持ちだった。

過去にできていたことが、もうできるようにはならないだろう。歳若かった頃から私を支えてきてくれた、中途障害で盲ろうになった人たちのことを想う。苦しかった人生に報復するように生きてきた人、別の人生を生きはじめた人……。もちろん短期間ではその境地に行き着くことはできない。しかし、悲しみはそんなに遠ざけないといけないものなのか。たどり着くべき目的地があり、そこへ向かうことが人生の真の目的なのか。「克服」という言葉は、悲しみを背負った人にとってとても残酷に響く。

言葉が乏しくなった私は、マイナスの力を与える人に敏感になっていた。心配しすぎる人、言葉がないからといって私に感情がないように扱う人、むやみに怒ったり怒鳴ったりする人、意味もなく単語を検査する人。「ペットボトル」「ティッシュペーパー」……、彼らは自分が苦もなく言えることの意味を過信している。あなたが今「言える」のはあなたの能力や忍耐のせいではなく、偶然なのだよ。

マイナスの力を与える人を遠ざけたい気持ちはあったが、一方で、嫌なことはすぐに忘れてしまった。ひよわで無力で無邪気になった私は、おかしいぐらい少女のように幸福だった。この多幸感は、二、三カ月以上続いた。

失語症の内観

「言葉」とは「意味」を記号化したものである。ある「音」をある「決まり」によって「言葉」と定め、「意味」を具体化する。しゃべれなくなってしまっても、その人の中に思考や意味がなくなってしまうわけではない。つまり、相手と共用する「記号」がなくなってしまうだけなのだ。言われていることはわかるけれど、話せない書けない外国語を聞いているような具合だ。三歳児の子どもであれば何でもない正常なことでも、思考が大人であれば「記号さえあれば！」と地団駄を踏みたくなるのは、当然の理《ことわり》である。

「意味」があり「記号」がないという私の中で、何が行われていたか記す。

無言から意味のある音声が生まれるとき――どうして「ねこ」と言えないの？

入院当初は、この世でいちばん大切な子どもの名前すら発語できない状態だった。自分は「タイチ」と言っているつもりなのに、口からはとんでもない音しか出てこないのである。頭で思っている言葉と違う「音」が口から出るということが、自分のことなのに驚きだった。

発病の翌朝から二、三日のうちに、発音に間違いはあったが、音を探しながら単語を出せるようになった。さっそく家に電話して必要な物を伝えた。

「じゅん。スリッパ、ほん……」

発音の間違いが多く、聞き取りにくかったに違いない。夫に何度言っても伝わらないと無茶苦茶な発声で怒ったが、それを見て子どもたちは嬉しそうに笑った。「ママが、しゃべっている、しゃべっている」と。まあ、意味のない音で怒れたのは一日だけである。

単語を言うと音が間違っていることが自分でわかる。何度も音を変えて言い直し、選ぶべき音を見つけ出し、その言い方を覚えて正解の言葉を言う。うっかり違う言葉を合間に挿《はさ》んでしまったら、さっき探索した「音」は忘れ去られている。ところが、文脈に照らして言おうとすると、なんの苦もなく言葉が出ることもある。

例えば「ねこ」の絵カードを見て名前を答えなさいと言われたとしよう。かなりためらって「ね」の音を出すぞ、と決心して、

「ネ……。ネホ、ネオ……」

と、言っているうちにだんだん音が遠ざかってくる。これではいけないと気を取り直して、

「……あれはねこです。だから『ねこ』」

といった具合である。ときには、

「もどります。あの塀の上にねこがいる。だから『ねこ』」

もちろん、この場に「塀」はないし、「ねこ」もいない。それでもこんなややこしいことをすると、とても具合よく発音できる。「ねこ」以外のことはすんなり言えるのだから、一般の人には理屈がわからないかもしれない。

「それは『ねこ』です」程度の文でも、単語ひとつを答えるよりは、はるかに言いやすいのだった。単語よりも文脈のある会話のほうがうまく言えることは、早くから気づいていた。単語の一文字目の「音」を出すのに骨が折れたのである。

話す言葉は「です、ます」調になった。話し言葉のつなぎ方が難しいのだろうか。「です、ます」調だと、文末を決まった形に落とし込めるような気がする。外国人が日本語を話すような感じである。また、長い文は言いにくかったので、文末を省略し言葉を短縮した。日本語の

文法は、極端に略そうとするとき、「―は」「―で」などの助詞が正確に使えると、主語も動詞も要らなくなって便利である。例えば、「点滴（が、終わる時間）です」「トイレへ（行きたいです）」「リハビリは（いつですか）」「（治療を）どうしますか」など。とはいえ、「あの塀の上にねこがいる。だから『ねこ』」のような長い文が言いにくいわけではないところが、「短い文のほうが言いやすい」とは断言できないところである。

数字は全く読めず、数字を読もうとすると、音が口元まで出ながら沈黙した。生年月日は、わかっていることをアピールするために手に空書きしたが、一向に読めなかった。「内容の割に音が多すぎる、字は見えているのに」と思った。

どうやら字が書けないらしい

字を書くことは、思った以上に困難だった。漢字は、脳に霞《かす》んだような字がうっすらとあって、遠いところからやってきた。かろうじてそのとおりに書き留めた。書いてから、視覚的に「違うな」と思えば直す。医師や看護師の名前、自分の氏名、住所……次々と書いたが、慣れた字は一応書けた。

ひらがな、カタカナは苦手のようだった。「あ」と「お」を間違える。ひらがなの最初と最後はわかるが、途中に何が入っているかがさっぱりわからない。カタカナは相当考えても形すら浮かばない。頭の中に文章は入っており、出てくる言葉は文法的に正しいのに、どうして書けないのだろうか。真っ白なメモ用紙を前にしばらくぼんやりした。

どうやら、「漢字」だけが、私が出しうる最大の表出法のようである。正確に書くことはできなかったが、それでも「漢字」があれば、意思の疎通はできるかもしれない。

必要な単語を書いて、わからない字は空欄《ブランク》にして、医師への質問も、家族に言いたいことも、自分のメモ書きもノートに書き留めた。空欄には、看護師や訪問者に正解を入れてもらった。音を出すのが難しい単語は、漢字を参照すると音声化しやすかったし、訪問者に、「これ」と単語を示すこともできた。子どものスケジュールや物の名前が多かった。漢字、数字、表、英語、イラストで大抵のことは表現できた。そのときのリストを書いておく。

（リスト）「計画表、復習、サーカー、text、テ、星、め○○○き、鏡、便せん、B5、ひ○○な、か○○な」

（正解）「計画表、復習、サッカー、テキスト、テスト、アストロクラブ、めがねふき、鏡、便せん、B5、ひらがな、かたかな」

問題は、他人との会話のことだけではなかった。考えがなかなかまとまらず、些細《ささい》なことでも、堂々巡りした挙句、疲れて休むに至ることが多かった。自分が考えていることを文字や文章に書き表すことができないということは、そういうことなのだ。

理由ははっきりしない。自己の内部で自分に語りかける言葉が減っているから考えられないのか、考えているものを文字化せずに頭の中に取っておくと少ししか覚えられないのか、単純に脳機能が病気で落ち込んで停滞しているからか。

思いついたことを文字に残して次を考えたい。ひらがな一文字でもいい。漢字一文字でもいい。とにかく、考えているものを文字に残したかった。堂々巡りを脱したかったのである。

訓練始まる――「ひらがな」がわからないとは

「ひらがな」がわからないとは、どういうことなのか。

私はＳＴ（言語聴覚士）から、小学生の簡単な漢字にふりがなをつける宿題をもらった。

「ふーん」と始めてみると、びっくりするほど手こずった。

海…海の絵が浮かび、「海」という漢字と、「うみ」というひらがなが見えてくる。「うみ、なの！」と、正解を知っているにもかかわらず、覚えのない字に当惑した。「う」のつく言葉、例えば、うし、うた、うえ、うさぎ、と並べてみると、「う」の音がだんだんくっきりと実感できるような気がした。

青空…青い空の絵が浮かび、「青空」の漢字が見えるが、かなが出てこない。ＳＴに正解を書いてもらったが、「ぞ？」「[zo]？」この音は知らない。「そ」でさえ違和感があるのに。
机…「つくえ」と言ってみても、「え」以外はピンとこない。「[tɯ]？」自分で音を出してみる。「ああ、『つ』ね」とようやくわかる。
正しい…「た」は太一の「た」。[da]は未知の音。正解を知っても、「た」と「だ」が同じなのか違うのかはっきりしない。だって、口の形は同じじゃないか。

万事がこんな調子だ。漢字は読めるのにふりがなは書けないのだ。

また、かなを見ても、どうしたらその音が出るのかわからない文字があった。「わ」という字があっても、「わ」の言い方を思い出せない。ＳＴの口の形を見て、口を半開きにして上下の唇の間に「輪」が入るようにすると自然に「わ」が出てくる。「出た！」と自分で驚く。「く」という字があっても、「く」の言い方を思い出せない。ＳＴの口の形を見て唇を尖《とが》らせて真似ると、自然に「く」が出てくる。「出た！」と自分で驚く。

音から日本語の五十音に置き換えられないし、ひらがなを見ても音が出せないということが、自分でもわかってきた。ＳＴは着々と病像をつかんでいるような感じがした。だって、宿題プリントが私にはもれなく難問だもの。自分のどんな機能に障害を負ったのか……あてどない旅が始まった。

問題　同じ音から始まる単語を選ぼう

(1)「戸」…鳥、牛、家

発声して［to］の音を取り出す。「とり、うし、いえ」を言ってみる。すでに、さっきの「と」は忘れている。「と」の口の形は、尖った口にして、舌先を上顎《うわあご》から前方へ突き出すことを確認する。順次、「とり、うし、いえ」と言って、「いえ」は除外する。尖った口から始めると、「うし」は違うから、正解は「とり」だ。「鳥」から「と」だけを取り出すことはできなかった。

(2)「蚊」…首、坂、魚、貝

［ka］は、唇はあき口の中もあいている。舌は口の天井でヘロヘロ動いているような気がする。「さか、さかな、かい」が口の形から候補。［ka］が入っていることはなんとなくわかるが、決め手もなく「坂」を選んだ。母音も子音も上の音も下の音も区別できない。単語全体を言うときの、唇や舌の動きと通り道を、繰り返しなぞって判断しようとしていた。

(3)「卵」…種、皮、鶏、朝

「皮」を選んだ。「た」と「か」の口の形が似ているから間違えた。最初の一文字だけの「音」を取っておいて、次の言葉との違いを比べることがどうしてもできない。最初の一文字を「文字」にして取っておく方法を思いついたが、卵が「た」であることがやっとわかっても、『『た』なの？』と腑に落ちず、他の語と比べられない。

(4)「じ」…日時、指示、磁石

「指示」を選ぶ。時、磁は、「じかん」「じしゃく」で「じ」の後にもろもろの言葉がついて、どちらも正解のような気がするが、「しじ」を読んだときに、「し」と「じ」の異なる二文字と思わず、「じ」が後まで残るので、「じじ」のような感じで選んだ。

(5)「ざ」…正座、存在、財産

「正座」を選ぶ。私には、「座、在、財」も「ざ」である。困った挙句、「ざ」の口の形がはっきりと残るものを選んだ。

熟語の音の最初の一字だけを選んで取っておくという作業は、謎めいていた。単語の文字数が何字あって順序がどうなのかが曖昧《あいまい》で、ざっくりとかたまりのように印象づけられて、その言葉の中のイメージが強い音や、最後に口に残る音だけが、強調されていた。「存在」は、私にとっては、「そ」ではなく、「ざ」の熟語であった。そして、「しじ」は「じ」の熟語であった。「在」や「示」の音読みの影響が大きい。

かなの中では、濁音の問題と、「つ」「く」「し」「け」「た」など、どうしても音がしっくりこない苦手な文字があることがわかった。「タダシイ」「サザエ」「カガク」など何度となく唱えてみたが、静音と濁音の音がどう違っているのか、全くわからなかった。

メールがどうしても打てない理由はわかった。最初の一音を正しく捉えて、文字に置き換えることができなければ、メールは打てないのである。

五十音表を利用できない理由もわかった。音がどの文字かわからないので、表の中を探すことはできないのだ。

問題　次の単語を書こう（イラスト課題）

初めてひらがなを習う子どもがするような書き取り練習帳を使った。拗音（ゃ、ゅ、ょ）、促音（っ）、長音（ー）、濁音が難しかった。いざ書こうとすると書けず、しばらく考えていると、字の視覚イメージが遠くからすーっと近づいてきたが、細部を確認できるほどではなかった。カタカナは、メールを書くときから気づいていたが、明らかな壁がありそうだった。「きゅうり」は、「り」の前にごにゃごにゃした音がある。二文字ある気がして「うゅ」と書いた。「ひまわり」の「ま、わ」も逆さまに書いた。どの字を材料として使うかは知っていたが、書いてみると、字数が合わなかったり、順序が逆だったり、拗音が変なところにあったりした。しかも、書かれた字を「文字通り」に読みあげることができないので、自分では誤りを直せなかった。

(誤) マラフー、シュワチャ、サクンボ、かきごり、シャーワ、シバルン、テーカン、クッーキ、おいれ、クオーフ

(正) マフラー、チュウシャ、サクランボ、かきごおり、シャワー、シンバル、カーテン、クッキー、おしいれ、フォーク

問題　短文を書こう（イラスト課題）

「階段を下りる。ほうきで掃く。自転車が倒れる。新聞を読む。消しゴムで消す。川が流れる。手袋をはめる。枝を折る。顔を拭く」。絵カードを見ながらこのような短文を作った。漢字を使い、適切な助詞も使った。漢字を含んだ言葉は書きやすかったが、動詞を書く場合の活用や、送り仮名には問題があった。「れる・られる」なども難しかった。

複雑な構文を使った文章を読んで、文の正誤を判断する問題では、「冬は日が長い」を合っていると思い、丸を付けていた。口頭でする問題では間違えないところをみると、文章を「読む」ときには、助詞のひらがなを見ながら文字通り読むことはできないために、「文法上これだろう」と勘で読んでいた節がある。

四コマ漫画を説明する課題があった。まず、四コマ漫画の説明を言葉でする。「帽子をかぶったおじさんが歩いていた。強い風で帽子は飛ばされてしまった。帽子は海に落ちたが、おじさんは杖《つえ》で拾った」。そして、今言ったことを書くように言われた。

しかし、書こうとすると、シュレッダーにかけられた紙切れみたいにキレギレの言葉が、並んでは消えてしまう。二語文ならいけそうではないかと思ったのだが、「おじさんが帽子を落とした、帽子は風で飛ばされた。帽子を杖で拾った」などS＋V＋Cなど最低三語文が必要だ。「帽子が落ちる、風で飛ばす、杖で拾う」などに直したかったが、過去形や受け身の形に変換することができなかった。三語文の主語から動詞までを頭の中で覚えていられなかったのである！　続いて、漢字の単語だけ書こうとしたが、「叔父、親父、帽子、杖、棒……」を、どうしても思い出せなかった。頭の情報量が多くなると、一つ一つの単語が薄まってしまって、見えなくなってしまう。この課題は諦めた。

単語や短文が書け、助詞もしっかりしているのに、長い文が書けない。この現象はしばらく続いた。

子どもにメールを書きたい

母不在の多かった我が家では、毎日の勉強や習い事などを子どもが自分で管理するために、マグネット式の計画表を使っていた。今までは私が組み換えをしていたが、何カ月も入院という事態になったため、今度は子どもが自分でマグネットを移動し、日々の計画を立てるようになった。質問は、次々とメールで送られてきた。私が送ったメールの文面を示す。（カッコ内絵文字。誤字はママ）

（九月二十三日～三十日）

「26いく　皮膚科日曜日」（二十六日に皮膚科に行ってね）

「（校舎）４００なので（ボール）の（旗）は終わってる?」（サッカーの試合に行けるかどう

かの返事。塾は四時からなので、サッカーの試合は終わっているでしょう。「塾、サッカー、始まる、間にあう」はどれも書けず、絵文字の苦心作。「終わる」の活用を紙上で検討してから文体を変えた）

「（本）を勉強している。（家）に着いて（メール）ください、テスト前なので、復習ください」（絵文字三昧）

「歴史を漢字でたくさんやって良かった。たいへんてした」（濁音が変）

「おはよう。誰のとなりになったの。困ったりしたら、先生に言ってね。すきな席に戻ってた。ママうれしい。復習しよう。今日」

「本と薬いれ」（くすりの「く」がわからないので、「やくほうし」で入れた）

「シャンベー、バスタハル、ローシエン」（習ったばかりのカタカナを使用。間違いあり）

「ジャージ、Tシャツ、運動にかよっていたのが、あり？」（「ジム」が不明）

（十月一日〜七日）

「すさまじい雨です。どうする〜けいおうなっていますか？（テレビ）」（台風警報で休み）

「遅れて行ったら？　レーンコートを忘れないでね」（レーン、コートに分割して書いた）

「学校は休み？　パパの捕まえて化学をやってね」（「かかく（静音）」と「かがく（濁音）」の違いを練習中）

「弁当の材料 まだある？」（濁音を使う単語一覧で練習したばかりの単語を使った）
「3000、2000予備、3000サイカ」（小遣いの内訳。スイカや何千円は書けず）
「7日に退院しようかっと思ってる」（促音の意図が不明）
「公文の連絡ノートもってきてね。一週間四科目、予定フーイルにはさんて、あるといいなぁ」（ファイル、はさんで）
「予定表を持って電話ちょうだい。科目の割り当てを決めよう」（「ちょうだい」を習ったので使ってみた）
「バス、電車を見て、両立して。最後については、とゆうでごめんなさいで帰っていい」（長女から部活を休まないで塾に行けるかどうかの相談）

助詞の間違いに気づいてはいたが、メールの画面上で直すのは無理だった。だいたい意味が通ったところで送信していたが、一通一、二時間かかっていた。それでも、私のメールを家族は暗号を解読するように全員で相談しながら読んでいたらしい。

子どもたちは、しゃべれなくなった母親にも、「頭の中には利口なママが元通りに隠れているに違いない」と思っているようで、信頼感は変わらなかった。私は、全力でメールを書くことに力を注いだ。話せない母親が子どもの役に立つには、これしか方法はなかった。

リハビリ病院に転院する

二週間で急性期を脱し、リハビリ病院に転院する時期が来た。これからの入院は長くかかるだろうと思うと、気が重かった。今後、何年の余命があるか知らないが、今年は子どもたちの受験の年。治るか治らないかわからない訓練や、再発で振りだしに戻るかもしれない自分に、時間をかけるのが嫌だった。そのために悶々《もんもん》としていた。

そのとき、私たち家族のことをよく知っていて、かつての同僚だった心理の先生のことを思い出した。彼女の他に頼れる人はいないと思い、病床からたどたどしい言葉で電話を掛けた。三カ月前の発症のことを知っていた彼女は、すぐに今の私の状況を理解した。

「言語の訓練は非常に長くかかります」と彼女は前置きして、私の心を見破るように告げた。

「子どもたちが心配です。家のことを見届けながら、長く充分に訓練に通うような方法がいいでしょう」

先生はいくつかの知恵を授けてくれた。先生のアイデアに従って、新しい主治医と話しておきたいことを言えるように練習した。夫によれば、新しい主治医と話したとき、私は見違えるように上手く話していたそうである。

10月〜11月

第三章　リハビリ（1）

——字が書けるってすごい

リハビリ病院へ

十月七日、リハビリ専門の病院に転院した。

私の入院したのは、患者の自立度の高い病棟で、生活は本人に任されており、合宿所のような雰囲気だった。朝六時に起きたら、まず身の回りの支度をする。自分で検温し、それを看護師がチャートにつける。七時から朝食。九時から五時まで、患者の個別のメニューで三、四時間の訓練に励む。それ以外の時間は、外を散歩したり、宿題をやったり、自主トレーニングをしたりする。私は、ひとりで部屋にいても仕方がないので、食堂に出て勉強したり、みんなとテレビで朝ドラやニュースを見たりした。私よりも少し年配の方々が多いが、高校生や二十代の若者もいた。私のような四十歳代の人は少なかった。毎日一緒に暮らしているうちに、おじさま方、おばさま方にも、だんだん馴染《なじ》んでいった。

言葉を評価し訓練するST（言語聴覚士）、手先やコンピューターの訓練に携わるOT（作業療法士）、運動機能の回復と左右のバランスを整えるPT（理学療法士）による訓練が入った。運動の麻痺はなくなっていたが、右半身の感覚が弱いので、日常生活でどう影響するか。自分では意識されない空間認知障害などがないか。専門家の手で評価を受けることになった。

私は以前、この病院に勤めていたことがあって、脳腫瘍によって高次脳機能障害(注17)のある思春期の女の子が社会に復帰するために、サポートした経験があった。彼女は失語症ではなかったが、主治医として高次脳機能の勉強をし、専門家の教えを受けた私は、小児科医としては、この方面の知識はあるほうだ。

自分の行動を評価し、その理由を分析したいという意識は、早くから持っていた。しかし、まるで字が書けないのにどうすればよいのだ？　いや、人に見せるために書くのではなし、間違っていてもかまわない。そうやって、日々の症状やリハビリの進捗具合、具体的な対策などを、細かに記録し続けた。覚えられる量が減っていたので、記憶補助装置のようにノートをいつも持ち歩いていた。簡単な単語でフローチャートや箇条書きを書き留めた。

音読の評価のために、定期的に動画を撮影した。動画で自分の姿を見ることは、「自分の会話が人からどう見えるのか」がよくわかり、変化する自分を客観視できる点で、大いに役立った。

試験外泊で自宅に帰ることが多くなり、料理、洗濯、掃除、買い物、育児など、日常の作業が増えた。子どもの日程の管理や勉強をみることもした。実際の生活は、リハビリ病院とは異なった課題を私に与え、自分にとって必要な脳機能がどれほど残っているかを見極めるためには、うってつけだった。私は次々と記録し、自分なりに行動を分析していった。自分で解決できない項目については、訓練士と話し合った。

実際に、記録ノートを見てみよう（意味が不明瞭な部分は、カッコ内に追記した）。

記録ノートより

・家計簿について。三桁（以上）の数字がすぐ転記できない。コンピューターの家計簿はつけられない。家計ノート（内容と値段を書きレシートを貼ったもの）だけつける。三桁の数字の転記は続行。

・ATMについて。右手にカードを持ったまま、お金を左手の財布に入れようとすると、カードを落としそうになる。（右手の感覚が弱いので、注意が左にそれると右は「ない」ことになってしまう）カードはカバンにすぐしまう。

・家の鍵について。右手に持った鍵も、（同じ理由で）落としやすい。鍵には長いキーホルダーをつける。（親指《おやゆび》と人指し指の間にキーホルダーの蛇腹を通し、小指《こゆび》の外側の側面に触れて持たせる。ここは皮膚の感覚が比較的良い）

・買い物について。店でケチャップが見つけられず。（「ケチャップ」を発音できないため、置いてある場所を店員に聞けなかった）

・腕時計が外せない。押して引っぱる動作ができず。（OTに習ってできた）

・生協の注文表について。商品番号三桁を覚えられない。（百の位の位置にめどをつけて）

二桁を暗記して探す。
・PCで予定表を作成できない。紙のカレンダーにする。（ローマ字入力の問題）
・アマゾンで本を検索するとき入力できない。（ローマ字入力は根本的に無理）
・本屋で著者名から本が探せない。（見ている棚の著者名と、探す本の著者名を対照できない。一文字目、二文字目と順番にやるうちに）探している本の名前が何だったのか忘れてしまう。
・一週間のメニュー作成について。（七日分できず）三日分で挫折。（時間がかかりすぎて）材料を忘れてしまう。（冷蔵庫の食材を見てメニューを決め、それを書き、不足の材料をメモ書きする。メニューや食材は、カタカナ・ひらがなのオンパレードで、書けない言葉が多かった）
・電話でカットの予約。日にちや時間が言えない。（「脳梗塞になったの。明日のカットの予約を」と知人の美容師に告げたが、「いつがいい？」と言われても時間を言うことはできなかった。「それは言えない。時間を言ってください」と言ったら、彼はすぐ理解した。「午前？　午後？　どっちがいい？」「午前」「じゃあ十時でいいかな」「それでお願いします」、といった調子である）

このノートは、訓練士たちに評判がよかった。センター外の生活の中で何が起こるか、実践は重要である。通常は、入院生活の終盤になって初めて試みることが多いのだが、私の場合は生活動作上の問題はなく、自己の病状認識も正確だったので、すぐに任されて自由に行動させてもらえるようになった。

私は、自宅でいつも行うことをいつもどおりにやってみて、「ああ、こんなことができないんだ」と驚いた。そして、「どうしてなんだろう」と思うたびにノートに書き込んだ。訓練士に質問してすぐにできることもあるし、「これができないんだな」と思い続けていると、一カ月ぐらいで目が覚めたようにできることもあった。このときには「当分できそうにない」と諦めて、現状に見合った訓練をするだけで、一年後にはできていたものもあった。

何ができないかを「知ること」が大事なのだ。多少できないからといって、なにくそと、それればかり焦って熱心に練習するのも考えものだ。その場はあっさり諦めることが私流である。子どもの発達を見ていた私には、首が座らない子は寝返りしないし、ものを目で追わない子は手を出してものを取ろうとしないことは、実感としてわかっていた。一つ一つ目の前のことから片付けないと、立て、歩け、と言っても無理なのだ。

在宅訓練をすると、以前どおりに問題なく行える事柄を知ることができたし、できなくなった事柄もわかってくる。こんなふうに、私のノートは今後の訓練の課題になっていき、自分への処方箋でもあった。そうして溜めた処方箋が、数年の間に徐々に効果を発揮していくことになった。

転院して一週間後くらいのことだと思う。

「脳梗塞になった人がよくおっしゃるのですが、外の世界と自分との間に膜がかぶったような、へだたった感じはないですか」とＳＴから聞かれた。すぐには言葉が浮かばなかったので、ノートに自分の考えを書いてみた。（カッコ内は追記）

「多幸感がある。幼い小児に戻った感じ。（先生から）宿題をもらう時、幼稚（園）時代に父に『計算を出して』と紙を持っていった。『これは難しい（かも）なあ』と言われて（楽しみで）ドキドキした（ときと同じ）感じ」

「内自己は発症から正常に動いていた。これを失うことがなかったことがよかった。私は言葉がなくても自分自身を保っていけると思った。（特に）家族に対して」

考えを書き留めることができ、それを読むことができるということが嬉しくて、胸が震えた。このあと、狂ったように書きはじめた。ノートは、思考を書き込む脳外の余白に変化していった。書くときに起こる脳内の試行錯誤も少しずつ書き留めた。「書きながら自己修正して直していったのだ」とＳＴに言われる由縁である。

訓練を振り返る（1）――漢字にふりがなが振れないとは

「漢字にふりがなをつけられないんだ」と言うと、「ああ。漢字が読めなくなってしまったのね」と誤解されてしまう。読めるけれど、かなで書けないとは、一般の人にとっては納得しがたいものであるらしい。例えば「元冠《げんこう》」と書くとする。「元冠」と漢字ですらすら書けて、「げんこう」と読めるけれど、「げ」が書けない。「こう」の二文字を一文字に思い「う」を落とす。この事態は、コンピューター入力に影響する。だって、入力時には全ての言葉をかなで入れるわけだから。

ある日、言語訓練で漢字のふりがなの宿題があった。この宿題をやったときのことも忘れられない。STは目の前でこの課題をさっと書いた。

「借金、就職、出張、調教、着陸、首相、逆境」

「シャウキン、ショウショク、シャチョウ、ショキョウ、チャリク、シュソウ、ギャギョウ?」

音読したのに書こうと思うとまるで書けない。この世にこんな難しい問題があるのか。今まではどうやっていたんだろう。「シャ、シュ、ショ、ショッ」の見分けがつかない。拗音の後に「ウ」「ク」「ッ」が入ることを、音からどうやって見分けるのか。STには、拗音がわかるようになるかどうかが私の障害が治るか治らないかの境目だろうと言われた。

コンピューターでローマ字入力はできない。ひらがな入力も、同じぐらいできない。かな一文字の単音節をアルファベットに分解し、再合成するというプロセスを経るのだが、かな一文字の音節の分解ができなければ、入力する文字を何にしようが一緒である。かな入力になっても問題は解決しないのだ。言語訓練では、ローマ字入力の課題はこの時期なかった（実は最後までなかった）。漢字にふりがなを振れない段階でこの訓練は早いし、漢字にふりがなを振れるのであれば、もうすでに入力は確実にできるからだ。

訓練を振り返る（2）――有意味語(注18)と無意味語(注19)の復唱をしてください

意味のある文を聞いて口頭で繰り返す場合、最初の言葉と音の節《ふし》（抑揚や流れなどのふし）をしっかり覚える。その後、文の意味と覚えている音の節《ふし》で文を再構築するようである。副詞は忘れやすいが、音の間が途切れたところに入る。「港で沖の船を見ていると、かもめが空を舞っていた」のような視覚的な文章では絵が浮かぶが、このほうが例外的である。最初の単語で、節で覚えるか、絵で覚えるか決めているようだが、自分では意図はなく、覚えやすいように流れていく感じである。

意味のない音たちを聞くと、文字にならず、音階のような節になって聞こえてくる。四単語で一節、八単語で二節の節になっている。口頭で繰り返す場合、節に乗せるように音を音楽のように言い返すようだ。音が文字列になって浮かんでくることはない。

「無意味語と有意味語の復唱では、脳の『違う場所』を使っているようです」とSTに打ち明けたら、STは興味深く思うふうであった。意味が介在しない音響ルート(注20)を介する復唱ルートがあると教えてくれた。

昔、英語でシャドーイング(注21)をしていたとき、聞こえた言葉を模倣しながら、意味記憶(注22)が活性化され、「ああ、こういうことだった」とわかった瞬間、文字が見えてくることがあった。有意味語の復唱は今はそんな感じである。言葉を模倣しながら、意味との連絡や文字との連絡が盛んに行われて「脳内は忙しい」。一方、無意味語とわかっているときには、模倣の際に、「意味」との連絡はなくなり、「文字」との連絡も途絶えてしまう。音の記憶だけが残ることになり「脳内は忙しくない」。

一カ月ほど経つと、無意味語の意味が介在しない音響ルートはなくなって、「文字列」に近い形で音が残るようになった。つまり、意味が介在しない音響ルートの活性化は、文字化が弱くなったときだけに起こった、一時的な作用だったのである。

その他の言語はどうなったのか

手話は使えなくなった。指文字はかなと同じなので使えないのは承知していたが、なぜか手話の単語も思い出せないことに気がついた。その手話の動作をする場所に手はいくが、細部が思い出せない。正しく書けない漢字の書き具合によく似ている。要約筆記もできない私は、聴覚障害がある人と会話する手段が断たれてしまった。

高校生の娘の勉強を見始めた。しかし、英語は全く読めず、書くこともできない。正しい発音は「知って」いてそのとおり言おうとするのだが、正しい音が出ず、正解になるまで何度も言い直す。書くほうはさらに難しい。視覚的な単語のイメージは頭にあるが、やはり細部が思い出せず、しっかりした活字イメージが脳に浮かぶ短い単語以外は書けない。英文の意味はだいたいわかるが、難しい文章になると音読して訳したいのに、音読ができないと解読できなくなる。娘の役に立てなくなってがっかりしたが、彼女は一緒に勉強することが嬉しそうで、気にしていなかった。

古文・漢文については、もともと活用表を諳《そら》んじ、有名な和歌で例文を覚えていたが、今は活用表が目の前にあってもそれを言うこともできない。語尾に決まった言葉を当てはめて、音から活用を引き出すことができない。音で覚えているものは、音が出なくなると思い出せなくなることがわかった。漢文も古文よりはマシだが、これも書き下し文を作るとき、音から作っていたため、音が出なくなると思い出せない。古文・漢文は壊滅状態だった。

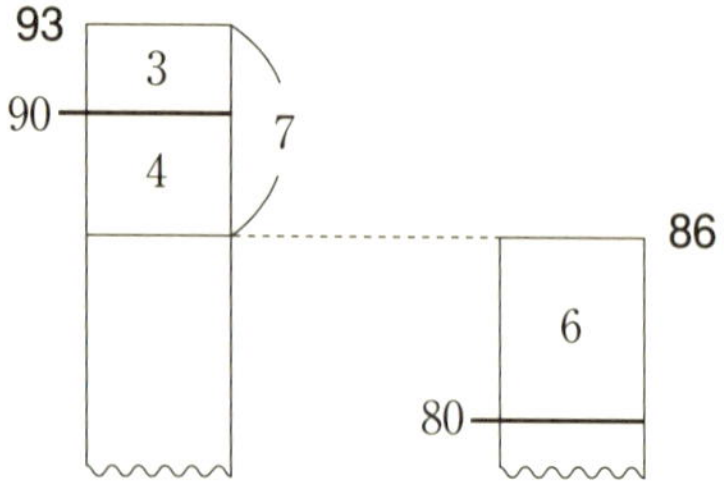

図１　線分図

数字と計算は言葉領域の脳にある

九九が言えなくなった。音が出ないので、８×４＝32と頭に浮かぶ数字イメージを書いた。繰り上がりのある足し算の、繰り上がりの数字をすぐ忘れてしまうので、左指に置いてみたり、紙の隅に書き込んだりした。引き算、割り算もできないことはないが、覚えておく数字が多く、ハードルが高かった。数字も書くときにすぐに思い出せず、思った数字と違うものを書いてしまったりした。計算しているときすら数字の書き方を思い出さねばならないのでは、計算がうまくいくはずもなかった。

暗算の力は極端に落ちた。93引く7をするとき、柱状の線分図(注23)が浮かび、90を中心に上に3、下に4、だから86というふうになる（図１）。そろばんの心得はないが、玉が浮かぶこともある。とにかく、視覚的に計算し、数字化してそれを音に変える。音にするのがまた大変で、そこでの間違いが多かった。自信もなかった。

そのうえ、数字と日付と曜日が言えなかった。何月何日何時何分とか、何円とか、何人とか、単位が付いているのは大変だった。記録ノートに何度も、数字と日付と曜日が言えない話が登場する。家を出る時間を列車の発車時間の8分前にするとして出発時間を決めるとか、塾の授業は3時間半かかるので帰宅は18時10分だとか、お弁当とお茶を買って交通費も必要だからいくら渡そうかなど、生活には単純な計算を頻繁に使う。また、家族の予定のことはよく承知していても、曜日や時間のことを「聞かれる」と混乱した。「相手が言った数字の情報を、自分が正しく理解しているかわからない」「自分が言った数字も、頭で考えている数字と一致しているかどうかわからない」というふうなので、正しく伝達したかを確認するのは難しいのだ。

算数や数学については、理論は問題なく覚えているようだった。長女とやった三角関数では、図を書いて説明できた。数字と英字が思うように書けないため、式は立てられても式の変形はできなかった。長男とやった図形の問題では、ＡＢＣ、ＰＱＲなどの記号が覚えられないため、問題文から図を作ることができなかった。記号を書いた図を作ってくれれば、問題を解くことはできた。小学生の算数の割合や比などは、線分図などに書き込んでいく解法が多いので意外に解きやすい。難しい計算問題は、見た途端にやりたくなくなった。問題文が複雑で、「こうなって、ああだから、こう」という思考が入ってくると、文字の介在する役割が大きくなるのか、できなくなった。

自分の音読を聞いてみた感想は

自主トレーニングで、小川未明の『赤いろうそくと人魚』(4)を読んでいた。これを動画で撮ってみようと思いついた。「ろうそキ……く」のように音韻の誤りを直す音や、「まァずしげェな」のように、単語の合間に音を探すように小さい音が入って、さぞかし聞きづらいだろうと予想していた。しかし、思っていたよりはよく読めていた。音を探そうと試行錯誤しながら出している音というのは、自分で思うほど、他人には聞こえないものなのだ。

その後、音読している動画を定期的に比較した。STには「なんと、大胆な」と驚かれた。一般的には悪くなった自分の姿は見たくないと思い、心理的に抵抗があるらしい。以前、英語をうまく話すために音読を録音したように、私にはちっとも抵抗はなかった。むしろ、日々上達する自分を見るのは、幼い日の自分を見ているようで楽しかった。

失語症の生活で何が困るのか

十一月になった。言葉を失って二カ月が経った。

発語スピードが上がり、発語が長くなった。文節の単調さが目立たなくなった。時折、発音の誤りはみられるものの、以前に比べて明らかによくなった。話せるようになれば言語訓練の役割は終わり、と言う人もいるだろう。「いつ退院ですか」「どうなったら退院するんですか」と聞かれることもよくあった。しかし、終点が見えないまま、右肩上がりの訓練中に退院するのは気が進まなかった。

私の心の中で、気になっていることが二つあった。

一つは、文章がどこまで書けるようになるかということ。文章がないと自分の考えを見直すことができない。ものを考えるために文章は必須だった。日常的なメモは書けるようになっていった。ちょっとした考えを書いたり、簡単な手紙やメールを書いたりすることもできるようになっていった。逆にそのことがかえって「もっともっと書きたいことがある」という渇望状態を引き起こしていた。複雑な思いが込められた文章を思うままに書きたい、医師として正しい手紙を書きたい、論文のような文章が書きたい、というような湧き上がる想い。

職場のＳＴからは、「二年ぐらいしたら本を書いてね」と、二冊の本を紹介されていた。『「話せない」と言えるまで』[5]（関啓子著）と『奇跡の脳』[6]（ジル・ボルト・テイラー著）。その他の自伝も何種類か読んだが、客観性に乏しい文章や科学的根拠に欠ける書き方には抵抗があった。私なら、失語の経験を客観的に、なおかつ専門的になりすぎずに書けるかもしれない。これは神様が私に与えた宿題なのではないかという気がしてならなかった。「二年ぐらいしたら、本が書けるのか」その期日も心に引っかかった。「勝負は二年なのか」。まだ見ぬ二年後の自分の姿を思い、闘志も湧いてきた。

　自分の脳の中で何が起こっているのか、つぶさに調べなければならない。言葉を取り戻す過程でどんなシステムが作動するか、充分に記録しよう。その中身を言語化できる人は、赤ちゃんの言葉と大人の心を持った人である。私以外にたぶんいないはずだ。

　もう一つは、脳梗塞が起こった原因を突き止めること。小児神経学を学ぶ私には、生活習慣病のリスクのない自分が、何の原因もなく脳の血管が詰まったことは考えられないことだった。しかも、二度も詰まったのなら、三度目がないとはもう信じられなかった。

　気分的には、自分が自分の主治医であった。自分の病気の原因が何なのか。原因がわからないとしても、鑑別疾患[注24]の検索がどこまで進んでいるのか、知っておきたかった。世の中には自分の知らない病気が山ほどあって、知らない病気の中に埋もれてしまうのはやむを得ないことだ。だが、「これはあって、これはない」という分類はある程度できているはずだ。私の持論では、ある主訴を示す原因一覧の中には、真の病気が必ず含まれている。自分が唯一無二の患者であるはずがない。検査法の感度の問題が潜んでいる。このことは、臨床の現場の先生で例外を経験している人はよく知っているはずだ。誰か相談できる人がいるだろうか。自分でも文献を調べてみよう、そういう心積もりもあった。

　この時点で、五から十行ぐらいのメールがどうにか書けるようになっていた。数人の先生たちに相談のメールを書き始めた。また、文献検索もわずかながらできるようになってきたので文献を読んだ。理解のスピードが遅いことにわれながら戸惑いはあったが、寝返りを打ち始めた赤ちゃんが一日百回も寝返りするように、熱心に練習した。

ローマ字で「こうぎょうこりょうほう」と書くには

十一月の初めは、「ありがとうございました。よろしくお願いします」と書くのも大変なレベルだった。苦手な濁音が四つもあるではないか。しかも、医師にメールを書く場合、専門用語の使用が多くなる。「抗凝固療法《こうぎょうこりょうほう》」を書くのにどれだけ苦労したか。

ある日ローマ字入力しながら、「凝固、ぎょうこ、ギョウコ！」と綴《つづ》りがわからない言葉を叫んでいると、ローマ字を習いたての息子が笑って言った。

「gとyoに分けるんだよ。僕も最近それを知ったんだ」

私の中では、「ぎょ」は、「一文字目は、『g』だろうか。二文字目は、拗音でh、r、y……どれだったかな。『う』があるから『u』で終わると思う」。g-h-u, g-r-u, g-y-uと、入力してみる。はずれ！

「一文字目は、『k』だろうか……」

根本的なところで疑念が生じ、正解は遠のく。

「gとyoに分けるのか。確かに、『う』は次の言葉だもんね。小さい『ょ』を『yo』とし、

『ぎ』の子音を『g』にして、前に付ける。『ぎょ』と『ぎょう』を口の形で分けることは無理だね。拗音は、半分の音として数えることにしよう。『りょうほう』は、『りょう』は『半分の音』＋『う』が入っているので、『う』を殺して『りょ』を選びだし、『yo』の前に『り』の子音の『r』が入り、ryo だね！」

このエピソードをきっかけとして、「ぎょ」「しょ」「りょ」を覚えた。この三つの言葉で、子音から拗音を取り出せるようになったこと、拗音を表すローマ字の「y」を覚えたこと、子音を後から付けること、これだけで、ローマ字で書ける言葉が格段に増えた。コンピューター入力の所要時間も半減した。拗音を伴う漢字のふりがなを書ける実力がついたところでなお改善したが、それには一、二カ月がかかった。

このことでもう一つわかったことがある。間違いが起こるルートを分析すれば、正解への道のりは近くなるということだ。まず、どのようにして間違いが起こっているかに注目する。どんな間違いが起こり、その時どのように考えていたかを、細かくリスト化する。それを分析する。分析しただけで間違いはみるみる減った。間違う理由を知っていると、すぐに間違いに気づくようになり、いつの間にか無意識でも間違わなくなる。私は、「言語の仕組み」とそれを内側から眺めることにのめり込んでいった。

送り仮名と音便と活用形と尊敬語は難しい

記録ノートに書いたように、著者名であいうえお順にソートされた本屋の書棚から、目的の本を見つけられないことがあった。それ以来、索引の語順に慣れるために、国語辞典を活用するようになった。意味を調べたいわけではないので、見やすい小学生用の辞書を使っていた。辞書は手紙を書くときに正しい漢字を調べたり、訓練でやる「しりとり」の予習をしたりするのに便利だった。しかし、名詞を探すには利点はあるが、動詞や形容動詞や形容詞を探すには、問題のある道具だった。活用形は記されていないからである。「英和辞典には、活用形も載っているのにな」と私は不満だった。

私が紙に文字を書くとき、漢字は頼れる存在だった。しかし、手紙や文章を書くときに行き詰まった。送り仮名がわからないのだ。この漢字一文字の中に何文字の言葉が入っているのか？　漢字の下に何のひらがなを続けていいのか（表1）。

「使っていて」と書くとする。「使う」はわかるが、どうしても「使かっていて」と書いてしまう。「思う」「戻る」「疑う」「伺う」なども同じで、「思もっていて」「戻どって来られなくなって」「疑がっている」「伺がってもよろしいでしょうか」のように、余分な送り仮名をつけてしまう。促音は苦手で、音の隙間からようやく検出しているのに、「漢字の下に、促音が来るなんて！」と、その字の作りが信じられないのである！　動詞の連用形の活用は、外国人の

表1　送り仮名の問題

漢字の続きが「っ」になる動詞
　使っていて
　思っていて
　行ってもいい
　言ってしまった
　移ってしまって
　戻って来られなくなって

語幹の続きが「っ」「ゃ」になる
　いらっしゃるなら
　しゃべったあと

形容詞・形容動詞の変化
　忙しかった
　難しかった

送り仮名が難しく、活用した場合
　疑っている
　異なっている
　考えてみて
　違っていて
　過ごしていらっしゃる
　お亡くなりになる
　伺ってもよろしいでしょうか

日本語学習者であれば、特に練習が必要な文法事項で、「て形」という有名な形だったことは、後から知った。

　また、動詞・形容詞の活用される文字の中身によっても苦手がある。「忙しい」「考える」「疑う」「伺う」などを連用形に変化させるとき、漢字の読みに「が」が含まれる場合が特にそうだ。「忙がしい」→「忙がしかった」、「考がえる」→「考がえて」、「疑う」→「疑がっている」、「伺う」→「伺がっても」のようになりやすい。「し」「か」「っ」は、どれも苦手な音である。「が」が目立って、「しかった」のところは、ふにゃふにゃした一まとまりの音に聞こえる。「が」が漢字の中に入ってしまうなんて信じられない……。「考える」「疑う」「伺う」は、「が」を含むと同時に、「て形」の活用の一種であるという。理由はともあれ、実用的には、送り仮名に「が」を入れないように、「が」がないことを確認することにした。

さらに、動詞の中に、拗音や促音の「ゃ」「っ」が出てくる形。これは送り仮名ではないが、私を悩ませた。動詞の活用の部分がどこからかわかりにくく、後ろに別の言葉を繋げば繋ぐほど、難しくなる。「いらっしゃる」「しゃべる」「おっしゃる」を変化させるとき、「いらっしゃる」→「いらっしゃって」、「しゃべる」→「しゃべらないで」、「おっしゃる」→「おっしゃっていました」。これらの言葉を使って、手紙などを敬語や口語で書くときに悩ましい。

分類は自己流なので言語学的には合っていないかもしれないが、外国人の日本語初学者のように文法に注意しなければならないのである。ネイティブだから言葉で話すときには間違うことはないのだが、音から文字を呼び出せなくなった私は、書くときには文法も補助的に使わないといけなかった。尊敬語が難しいのは今でも同じだが、音から文字を楽に呼び出せるようになったため、間違いは減っている。

コンピューターの場合は、紙の上で活用を決めてからローマ字に表記する。読み方が正確であれば送り仮名には支障は出ない。一方、最初のほうに間違った字があると、一向に正しく漢字変換ができない。数文字が並んだ中から間違いを一つ見つけるのは大変なこと。人間の脳は、概ね合っていれば綴りの違う単語でも正解を想像できるけれど、私には一つ一つの字の正誤を判断できないため、誤りを見つけることができなかった。私の脳は、出来の悪いコンピューターに作りが似ていると思った。

数字を読み書きするのが難しい

「7」のような数字を読まれると、脳内では自動的に「ナナ」のような変換をしてしまう。音を聞き取ってから復唱して、全体像を確定したあとで、1、2、3〜という候補の数字を置いた中から「7」が取り上げられ、「7」がようやくわかる。

読み上げられた数字を書き取る訓練を作業療法でやったが、数字の聞き取りはなかなか改善しなかった。「テン（・）」「ゼロ」「イチ」が同じ音に聞こえる。「ゴ」「ロク」は5か6かわからないし、「ニ」「サン」は2か3?、「キュウ」「ヨン」は9か4?。一音ずつバラバラに聞こえたり、全体が一体化して聞こえてしまったりする。円、人などの「単位」が入ると、数字部分と単位部分の変換が曖昧《あいまい》になり、余計にわからなくなる。

自分が心の中でどのように数字を捉えているかだんだん見えてきた。少なめを「2か3」、中ぐらいを「5か6」、多めを「10」として捉え、4は5に1足りないが感覚的には「5」、9は「10」に1足りないが感覚的には「10」、1足りない数、4余る数、として4と9は「仲間」。そうか、私の心は5進法なのか。なんだか感慨深い。「テン」「ゼロ」「イチ」は「位を表す仲間」と考えるとわかりやすい。「1」は単位の象徴であって、「テン」「ゼロ」によって身の上が決まる。数字を誤って聞き取るときには、仲間の「単語」と置き換えが起こりやすいことが実感されている。

日付や値段を言われるとき、苦労している。「何万何千何百何十二円」を聞き取ってから、端数の「二円」を支払いたいと思う。しかし、「2」を聞き取ったときには、それより上位の数字を忘れてしまっている。一万七千だったか、一万千七百だったか、はて、十二円だったかもしれない。六千と五千も間違える。どう聞き取っても自信がないし、こんなことで間違えるのは恥ずかしい。

日付の場合も同じことが起こるが、月と日しかバリエーションがないだけマシである。音を単に復唱するだけでなく、自分が考えている数字を言ってみて一致するか試したり、字を空書きしてみたり、カレンダーで指したり、いろいろな方法で確認している。音だけでの確認はとても危ない。

たかが曜日されど曜日

曜日というのは記号に近く、音だけ聞いても意味が脳に入ってこないものの代表だ。ところが、生活では頻繁に使われている。週間単位で活動する子どもがいる人は、着実な実践者であ

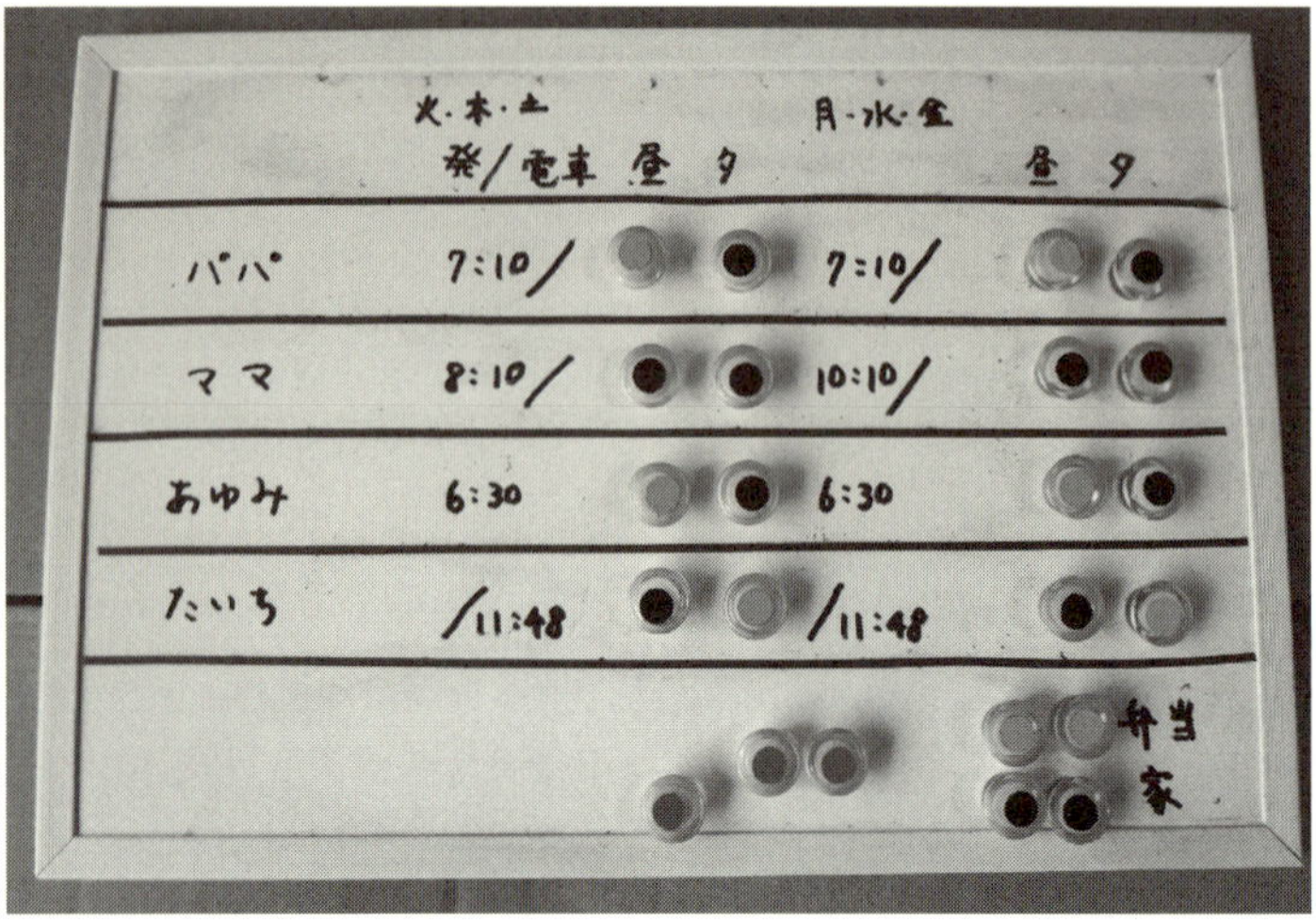

図２　マグネット式の予定表

る。

私は曜日を言うとき、月、火、水、木、金と小さい声で言って、「水曜」とか「木曜」とかを取り出している。土曜と日曜は単独で意味がわかる。ただ、「ゴミの収集は火曜・金曜です」「塾の授業は月、水、金です」というように連続して表現されることもあり、いちいち全曜日を唱えている人には、苦労が絶えない。

「塾は何曜日にあるの？　何時何分の電車で出ればいいの？　ご飯は何合用意する？　何時に炊けばいいの？」と、夫から毎日聞かれて、喧嘩《けんか》になったことがある。「私の頭の中の数字を勝手に見てください！」。マグネット式の予定表を作り、明日の出発時間（または電車の発車時間）とお弁当の有無を示したことで、この争いは終わった（図2）。

数字以外に、「うえ」「した」「ひがし」「にし」「みなみ」「きた」「ひだり」「みぎ」「かかと」「つまさき」「ひざ」「あおむけ」「うつぶせ」「おす」「ひく」……こんな言葉がわかりにくい。特にひらがながわかりにくく、ひらがなで聞こえたときは意味がわかっていないときだ。

英語を読むにもひらがなモードかかたまりモード

「N［enu］」と聞いて「［e］→エ、［nu］→ヌ」「エヌ？」のような変換をしてしまう。「A［eː］」と聞いて「エイ？」。書き写しだけなら英語の綴りも使っているのに。「N［enu］」と発声して「アルファベット二十六字から探します」というモードに切り替えて探せるようになったのは、ずいぶん後になってからだ。

娘と英語の問題を解きながら思ったが、in・at・on は聞いても区別できない。in the room, at eight なら、すぐわかる。who・whose・what・when・how・that・those は、やはり区別できない。彼女が選択肢からどれかを選んで答えを言ったとしても、音では理解できない。文章を全部読んでくれれば、正解の場合はわかった。誤答の場合は、「なんとなく変？」としかわからない。have・has・had の聞き分けもうまくできない。He had been・She has などのような例文を作ってみて、入れた語とさっきの音が同じかどうかを確かめることはできた。音のかたまりの中で、何が合っているかは見分けられるが、一音ずつの音がどれなのか、どうしてもわからないのだ。

また、英和辞典が引けない。アルファベットの順序がわからないし、辞書の項目と引きたい言葉の両方を同時に覚えておけない。今まさに引いている「文字」の読み方を知らないので、視覚的に覚えておくことになる（「エル」を覚えられないので「L」と形を覚える）。辞書を探すときには、H、I、J、Kと言いながら視覚的に探すので、なかなか目的の言葉に達しない。アルファベットの配列を見ながら辞書の文字を追うのは、日本語の辞書以上に難しい。

英語の場合も、失語の自分の中に起こっていることは日本語と同じことなのだが、英語は1音節1モーラ[注25]でないために、拾った音を文字に変換する過程で曖昧な音が残ってしまったり、文字にならない音を覚えたりしなければならない。まして母国語でないから、視覚的な経験も乏しい。日本語と同じ方法では、できるようにはならないと思った。

メモをとるって意味がわからないとできないんだ

受験生の親である私は、学校説明会に行って、入試の注意点や学校の情報を聞き取らねばならなかった。レジメがついていたり、話者の論理構成がしっかりしているときは、しっかり聞き取れたが、知らなかった情報や聞き覚えのない言葉を書き取ったり、読みを知らない漢字に聞き取ったふりがなを振ったりすることは、全くできなかった。また、数字や日程は、聞き取った数字が正しいかどうか自信がなかった。数字を出すときに、「こういう理由です」というような意図を添えてくれると、断然わかりやすかった。参考になる入試要項などがあって、「この日にちを言うだろう」という見込みがあると、確実性は高くなった。

お金も下ろせないし、アマゾンで物も買えないし、不在伝票に返信できない

銀行やネットバンク、アマゾンや楽天の暗証番号も、すべて忘れてしまった。記憶力が良いと思って油断していると、どこにも記録していなくて大変な目に遭う。入院中で外出を制限されていたため、近くの店で手に入らない買い物は困った。十一月になって、音で覚えていた記憶が徐々に蘇ってくると、必要な暗証番号はようやく思い出せた。思い出したはじから慌ててメモ帳に書いたが、私の暗証番号が子どもたちの周知事項になってしまったのは残念だ。

宅配を頼んだ荷物が着いて、郵便局の不在伝票が残されていた。しかし、再配達を頼もうにも、自動応答メッセージに答えることは、私には相当な難問であることがわかり、途中で諦めた。お客様番号を見て入力する。自分の電話番号を頭で思い出して入力する。日時を決められた番号で入力する。しかも制限時間もある。あらかじめ質問がわかっていれば対応できるかもしれないが、一度の対応では無理だった。スマホのQRコードリーダーで伝票を読み込ませて、

クリックだけで対応できるようになったのは、一年以上経ってからだ。

最近は、サポートセンターなどで「メールのアドレスを言ってください」という注文が出ることがあって、アルファベットを言うの？とドキッとする。しどろもどろに、「ジュンなんですが……。ジェー、ユウ……」。自分の口から出た言葉なのに、合っているのかどうか全然わからない。確認してくださいとお願いして相手から再び言ってもらう。後になってのことだが、コンピューターのサポートセンターで、アップルの「A」、ビッグの「B」のようなコードで確認され、「こういう方法があるんだ！」と目からウロコが落ちる思いがした。確かに、これなら私にもわかる。日本語でも同様に文字を確認することはある。音単独ではわからないのに、「かたまりになった単語全体」は、英語でもわかるのだった。

分析しながらできるようになったこと

「と」はとなりの「と」、「しゅ」はしゅじんこうの「しゅ」としりとり式に音を思い出す

五十音単音は、声に出し、読み上げることで書けるようになった。思考回路を示す（表2）。

表2　文字の思い出し方

音	文字の想起	しりとり式	ローマ字式	文字
[ka]	か	（略）	K	か
[to]	（不可）	となり トロンボーン	T	と ト
[ta]	（不可）	たいち	T	た
[do]	（不可）	どろぼう ドア	D	ど ド
[ga]	（不可）	がっこう	G	が
[sya]	（不可）	しゃしん	S	しゃ
[kyo]	（不可）	きょう	K	きょ
[ryo]	（不可）	りょこう	R	りょ

例えば、「か［ka］」を聞く。発語すると「か」が浮かぶが、この場合は他のルートは使わない。カタカナの場合は「K」が出ることもある。あるいは、「と［to］」を聞く。自分で［to］と発語するが字が浮かばない。「と」で始まる言葉は何かと考えて、「と、となり。となりの『と』だ」と言って単語全体のイメージを浮かべている感じで、ようやく「と」の字を思い出す。「トロンボーン」を想起すれば、「ト」とわかる。要するに、しりとり式だ。「ど［do］」を聞く。自分で［do］と発語すると、「D」の音、すなわち「ど、ド」とわかる。こちらはローマ字式だ。

この音はこうなると決まっているわけではなく、自由に複数の迂回路を通り、早かった順に選択していた。しりとり式の場合も、「と」が必ず「トロンボーン」になるわけではなく、その場で単語になりやすい言葉が浮かんだ。調子の良いときは迂回路を通さずに書ける文字が増えた。

よく使う言葉は、頭の中で字の視覚イメージが浮かび、視覚的に書けた（さつまいも、ちらしずしなど）。文末の語尾（しまった、かもしれない、など）やつなぎの言葉（ところで、このように、やがて、など）は、だんだん字の視覚イメージが定着し、視覚的に書ける言葉の仲間に入った。口語体や敬語などは、口に出しても字にしても、正解かどうかがわからなかった。

熟語のふりがなについては、かなり紆余曲折がある。拗音が入りそうな場合は、小さな「ゃ、ゅ、ょ」を書いてみる。促音は「音がなく、飛ぶ、間が空く」感じ。思いついた候補をいくつか出して、この中から「最も正解らしい」と思った読み方を調べる。まず、辞書で見つかれば正解、見つからないなら誤りだ。次に、間違った語以外の候補（ショ、ショウ、シュ、シュウ）の言葉たちに似ている言葉（署名、少食、主賓、秀才）を辞書から選び、音読して読み方を比べてみる。根気強くやっているうちに、音を出す→文字化する→辞書を調べて異同を発見→間違っていれば他の候補の言葉で同様に検討することで、いくつもの候補の中から、八割がた正解を発見できるようになった。ただし、十問につき三十分はかかった。そのうちに、音を出す→文字化する→ひらがなから音を直接再生することができるようになってきた。また、辞書を調べないでも、文字が似ている言葉を探し出して、その音を参考に候補を絞り込むことができるようになった。最終的には、辞書で正誤を確認したが、ほとんど間違えなくなった。初見で正しく書けるわけではないが、候補に選んだひらがなから、音を再生できるようになった進歩は画期的である。例えばこんな感じだ。

「就職」…しょうしょく→しゅしょく→しゅうしょく
「出血」…しゃうけつ→しゃけつ→しゅけつ→しゅっけつ
「首相」…しゅそう→しょりょう→しゅしょう

シャ、ショ、シュ、ショウ、シュウ、シュッなどがついている単語を、辞書を見ながら、口を意識しながら、うるさく繰り返したことが、この演習の原点である。

そのうち、拗音つきのしりとりに習熟し、その漢字の上に部分的にふりがながつくようになった。しゅ→しゅじんこうの「しゅ」、じょ→じょうほうの「じょ」、ぎょ→ぎょうむの「ぎょ」のように。それによって、「しゅ」の書き方がわかると同時に、「しゅ」の音に入らない部分の音が区別できるようになった。「しゅうしょく」は「しゅ」の後に「う」が入るんだ、と。そして、最後に読み上げて、濁音と促音を確かめた。拗音以外にも苦手なところはあり、再確認しないと間違えた。

無理やり標準化したので、その後も問題は氾濫していた。例えば、正しい音が出せないと書けない言葉（叙述／じょじつ?、体育祭／たいくさい?）、音便がある言葉（緑化／りょくか?）、音は出せても正解が書けない言葉（ほおずき／ほうづき?、とおり／とうり?）は迷う。鼻が詰まって音が安定しないとか、周りがうるさいとか、気になる話をしている他人がいるだけで、正しい音が取り出せない。漢字のふりがなの問題は、結局、コンピューターでローマ字入力ができるかどうかの問題に直結する。「より早く、より正確に」と、悪戦苦闘が続いた。

ところが、一月になると、漢字にふりがながついた形になった「完全字幕」が頭の中に浮かんでくるようになった。それによってすべての言葉を音声化する必要はなくなった。以前から文字をイメージ化する記憶術は持っていたが、こんな形になって出てくるとは思っていなかった。自分の中で新しい能力が芽生えたとも言えるし、元々の認知の特性が生かされて、このような形になったとも言える。

カタカナにはこの手は使えなかった。字になって見える言葉が少ないので、すべてを言わなければならないのである。カタカナが書けないのは厄介なことであった。日用品を買いに行くときにリストを作るのだが、クイックルワイパー、ティッシュペーパー、ケチャップ、マッシュルーム、ドレッシング……かなりうんざりする。しかし、薬の名前はカタカナであって、医者としては今後避けては通れない道だ。

カタカナの書き方はこうである（表3、図3）。ジェットコースターの場合は、ジの子音は「J」で、日本語にない拗音の「ェ」、飛ぶ音「ッ」が入って……あとは音のとおり。キャンプファイアーの場合は、campの「C」と拗音の「ゃ」、ファは「F」と日本語にない拗音の「ァィゥェォ」のどれか。ジャングルジムの場合は、濁音が「J」「G」「J」のように入る。ミュージカルは、musicの「M」と拗音の「ゃゅょ」のどれか。

決して良い方法ではないが、「ゃゅょ」の拗音と「ァィゥェォ」の日本語にない拗音の区別ができるようになり、英語の綴りもなんとなく使って、濁音はローマ字化することによって、正解にたどり着くまでの道が短くなった。促音と長音に気をつければ、なんとか書けると思い始めてきた。

数字の読み方の謎

自分で数字を言うとき、困っている。数の不思議な仕組みを紹介しよう（表4）。数は、大きいほうから「位」ごとに読むが、普通は、数字→位を読む。なぜか、十や百や千では位の前の1は読まずに「位」を読み、0は飛ばして「位」も読まない。私は、「二桁ずつの数で読みたい」という欲求に駆られ、「位の前に数を読みたい」という自動性に戸惑ってしまう。「百のときも、『いちひゃく』ならなあ」と切ない。私が数字を言おうと思って押し黙る理由は、1230円の場合、「千の位に『1』だから、……（言わない）千、二百、三十、（言わない）円」の、「（言わない）」部分を考えているからだ。

万は特別で、万より上位の四桁を先に読み、下位の四桁を後に読む。そうなると、「万」の話をするときには、一万の位を一の位とする読み方に変えなければならない。私の中に大きな矛盾が起こった。「万の前に数字を言うのね……」。1万7000では、こうである。「1（万

表3　カタカナの書き方

単語	子音の考え	拗音の考え	その他
ジェットコースター J＋ェ	ジェから「J」	エ	促音（ッ）が入る
キャンプファイアー C(camp)＋や F＋アイウエオ	campの想像から「C」 ファから「F」	や ア、イ、ウ、エ、オを入れてみる	撥音（ン）が入る
チューリップ T＋やゆよ	「T」	や、ゆ、よを入れてみる	長音（ー）が入る
キャッシュカード C(cash)＋や	cashの想像から「C」	や	促音（ッ）が入る
ジャングルジム J＋や　G　J	「J」 「G」「J」	や	濁音の子音はローマ字 撥音（ン）が入る
リュックサック R＋やゆよ	「R」	や、ゆ、よを入れてみる	促音（ッ）が入る
ミュージカル M(music)＋やゆよ	musicの想像から「M」	や、ゆ、よを入れてみる	長音（ー）が入る

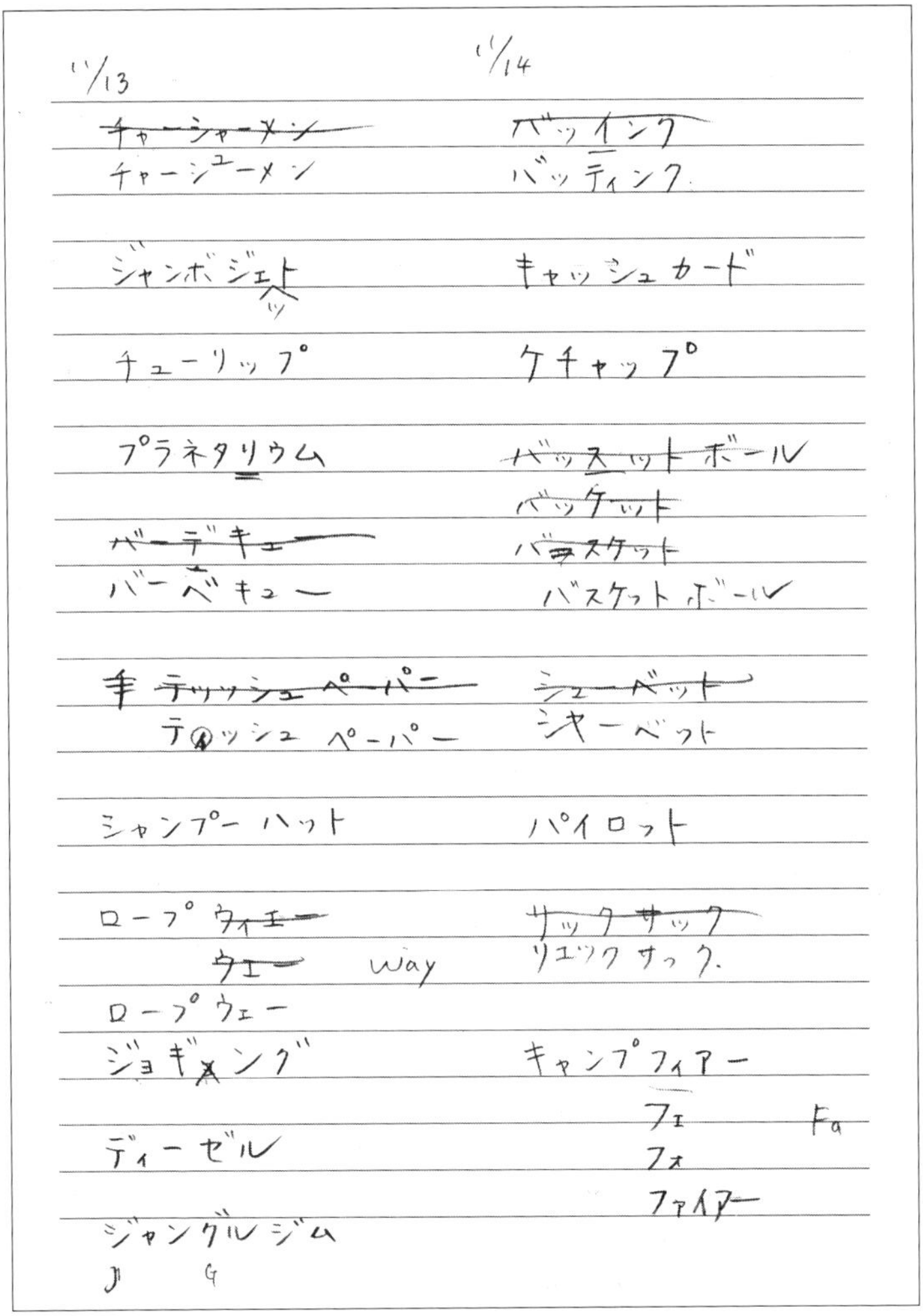
11/13
チャーシャーメン
チャージューメン
ジャンボジェト
ツ
チューリップ
プラネタリウム
バーデキュー
バーベキュー
手 テッッシュペーパー
テイッシュ ペーパー
シャンプー ハット
ロープウィエー
ウエー　way
ロープウェー
ジョギメング
ディーゼル
ジャングルジム
J　G
11/14
バッインク
バッティンク
キャッシュカード
ケチャップ
バッスットボール
バッケット
バススケット
バスケット ボール
シューベット
シャーベット
パイロット
サックサック
リユックサック
キャンプフィアー
フェ　Fa
フォ
ファイアー

図3　カタカナの練習

表４　わかりにくい数字の読み方

数	読み	疑問点	わかったこと
15	じゅうご	十の前に数字がこない	
25	にじゅうご	十の前に数字がくる	
100	ひゃく	百の前に数字がこない	
108	ひゃく　　　　はち	一の位を読めばいい	
118	ひゃく　じゅうはち	十の前に数字がこない	
128	ひゃくにじゅうはち	十の前に数字がくる	
200	にひゃく	百の前に数字がくる	
205	にひゃく　　　　ご	一の位を読めばいい	
215	にひゃく　じゅうご	十の前に数字がこない	
225	にひゃくにじゅうご	十の前に数字がくる	
300	さんびゃく	百の前に数字がくる	
1000	せん	千の前に数字がこない	
1118	せん　ひゃく　じゅうはち		わかりやすい
1228	せんにひゃくにじゅうはち	12と28に見える	
1030	せん　　　さんじゅう	10と30に見える	
1308	せんさんびゃく　　　はち	13と8に見える	
2000	にせん	千の前に数字がくる	
			位ごとに読む、1以外は先に数字を読む、0は位も飛ばす
10000	いちまん	万の前に数字がある！	
17000	いちまんななせん	17に見えるが17ではない	
100000	じゅうまん	10で合っている	
170000	じゅうななまん	17で合っている	
105000	じゅうまんごせん	10で合っている	
200000	にじゅうまん	20で合っている	
201000	にじゅうまんせん	20で合っている	
275000	にじゅうななまんごせん	27で合っている	
1000000	ひゃくまん	100で区切る	
1700000	ひゃくななじゅうまん	170で区切る	
			万は4桁ずつ区切る

の前に言う）万、7000（7を言う）」。1万1000では「1（万の前に言う）万、1000（1を言わない）」。

数字を聞き取るときも、同じことが起こる。

「672万人」。「六百」と言われれば、6の数は頭の中では百の位に置いて「百《ひゃく》」の音を消し、「7」という数を聞き取った「十《じゅう》」も同様に消してしまう。最後になって、もう、大事な数字はこないはず、と思うところで突然「万」と言われても、「万、だったの！」と混乱し、結局、最初の「6」しか覚えていない。位どりの音は、みんな消してしまったからだ。

「1700人」は、どうだろう。「数を言うかな？」と思っていると、「千」が出て、位なのか数なのか、たいていわからなくなる。

数字は内容のわりに音が多すぎるし、一つ一つが他の数字で置き換えられない特別な意味を持っている。困ったことだ。

絵カードを見て呼称し、その言葉を逆さまに言ってみる

「キリギリス」を反対から「スリギリキ」と言うときどうするだろうか。この訓練の課題は、無意味音の文字化の問題である。文字を想起し後ろから順番に読む（字）タイプの人と、最初に呼称した音を覚え、音で繰り返す（音）タイプの人がいる。私は、文字タイプだったが、呼

称するときは、文字が思い出せない音があって狼狽《うろた》え、逆唱するときは文字から音が思い出せなくて狼狽えた。かといって、音単独ではどうしても覚えられない。STたちが、どのように答えを出しているか聞くと、ある人は「音」、ある人は「文字」、とバラバラな答えが返ってくる。その人の得意な認知特性によって行われるようだ。失語症になると、どうしても利用できないルートが出てくるので、利用できるほうを使うが、日によって違うこともままあった。主に「文字」が優位の私であっても、「文字」がうまくいかない日は「音」が優位になることもあった。両方が混在して早いほうから出てくるときもあった。このときは、脳内視覚イメージに字が浮かぶ前に、先ほど音を出した唇や舌が経験したルートを戻るように音が先に出てくる。出てきた音が、自分がイメージした文字の発音と違うことがあって、「これだっけ？」と自分でも半信半疑で答えるが、意外に合っている。うろ覚えの音の記憶よりも、唇、音、空気の通り道の記憶のほうが信頼できるのである。

文字を思い浮かべて逆唱をしようというときに、読みが苦手な「文字」があった。「し」「ち」「き」「く」「つ」「が」「だ」など、言おうとしても一発で音が出ない。「詩」「血」「木」などの漢字をイメージすると音が出た。「唇を前に出して尖《とが》らせる」「上顎《うわあご》に舌先を付けて鼻に抜ける」と口の形だけを意識して、「く」「つ」の音が出た。濁音は、「G（ガ）」「D（ダ）」などローマ字に直すとすんなり音が出る。無意味な「文字」を読むときには、こうして迂回路を使っている。今もこの症状はあるので、かなり本質的な病態ではないか。

連続的に提示される絵カードを覚えて二つ前の単語を言えるかどうか。絵カードなしで聞き取るときに二つ前の単語を言えるかどうか

やり方の例をあげてみよう（図４）。例えば、単語の音を口で唱えて覚えておく（①）、絵を視覚的に覚え、言うときだけ音を出す（②）、一つ言ったら三つ目を覚え、二つ目を言って四つ目を覚え、常に二つずつ覚えておく（③）。私は①から②、そして③とだんだん移り変わっていった。音を出すのが難しい単語や、単語そのものが思い出せないとき、干渉（注26）が入り、次かその次の単語が思い出せなくなってしまった。②は今まで覚えた単語までみんな浮かんだままになってしまい、消去できない傾向があった。入院していた時期には、どの手段を使っても、いくつもできなかったが、退院二カ月後に試したら、②が少しだけできるようになって、一年したら、③の方法で一セットいけるようになった。単語を思い出したり音を出したりするのに苦労しなくなったと感じ、覚えていられる量も増えた。

絵カードなしで覚えておく課題は、音だけを保存することが難しいので、絵カードありで覚えるよりももっと難しい。入院中は一つ前を答えるだけで精一杯だった。二年したら、二つ前の単語でもある程度いけるようになったが、前に覚えた言葉が記憶にたまりやすいため、一発勝負である。

約10枚の絵カードを用意する。

[視覚的提示]

	ST	患者
1.	ネコ　3秒間見せる	
2.	車　3秒間見せる	
3.	家　見せる	「ネコ」と言う
4.	牛　見せる	「車」と言う
5.	電話　見せる	「家」と言う
	⋮	

最後まで

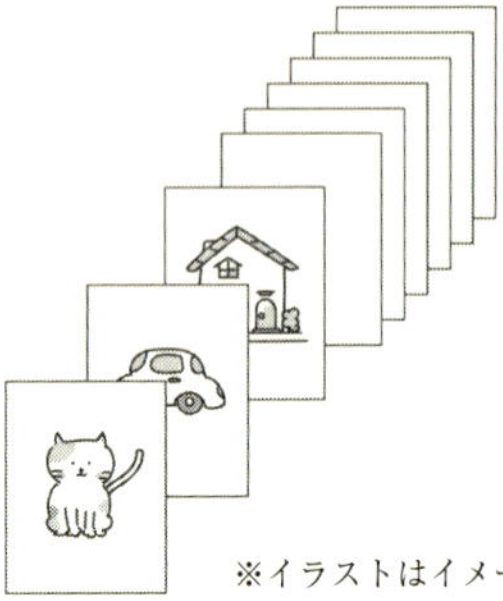

※イラストはイメージ

[聴覚的提示]

	ST	患者
1.	「ネコ」と言って3秒間待つ	
2.	「車」と言って3秒間待つ	
3.	「家」と言う	「ネコ」と言う
4.	「牛」と言う	「車」と言う
5.	「電話」と言う	「家」と言う
	⋮	

最後まで

図4　2バック法の手順

注：標準化された手順はない。この課題は、一般には、失語症の患者には行われない。

しりとりの効用

半年の間、ＳＴやＰＴたちと、どれほどしたのかわからないほどしりとりをした。しりとりには自発的な語彙《ごい》を活性化する意味合いがあるという。「わ」「る」「り」など、言葉が少ない文字を攻略するために辞書を読んだし、子どもと勉強しながら「話題性のある言葉」を探した。歴史の勉強をすると「遣唐使」「検非違使《けびいし》」「武家諸法度《ぶけしょはっと》」「金閣寺」など、面白い言葉が出た。「今度これを言おう」と楽しみにストックしていた。「紫式部は『む』で、源義朝は『み』なのか」。歴史上の人物は、無数に同じ姓の人がいるから好都合だ。語をかたまりとしてでなく、一文字目をクローズアップして覚えることができるのも、失語に効果がある。

言葉が少ない文字を攻略するために、「和《わ》」「類《るい》」「理《り》」などの漢字を取り出して熟語を作ると、多数の言葉を生み出せた。また、「し」「り」などは語尾に来ることが多く、ネタぎれになりやすい。辞書を眺めると、「しょう」「しょく」「しゅっ」「りょ」「りょう」なども「し」「り」の仲間であるとわかった。しりとりのために、これらの拗音を含む単語を勉強したことで、思いがけない効果があった。拗音を字句通りに読めるようになったのである。「と［to］」を聞いて「トロンボーン」というように、即座にカタカナに対応する語彙が得られるようになったのも、しりとりの効果が大きかった。暇なとき一人しりとりをやる失語症の人は、そういないかもしれない。私には、またとない自己トレーニング法となった。

表5　『おじいさんのランプ』（新美南吉）[7] から難語

仕度《したく》、藁屋根《わらやね》、火《ひ》打《う》ちの道具、火花、池の岸には、
きせるを膝の上でぎゅッと握りしめていった、
さしつかえない、さしかかるあたりに、父母も、みなしご、
子守《こもり》、本一冊、客は、避暑客、竜宮城、時間がかかる、
波の音のたえまない、十五銭を握りしめながら、
小僧さん、おはじき、卸値《おろしね》、小売値《こうりね》、雑貨屋、村人

言いにくい列の短文の復唱がうまくなるには、STの口の形を見て真似る

5〜7単語ぐらいの短文を復唱することは難なくできた。発音しにくい列の短文のときには、文字を意識するとさらに言いにくくなった。むしろ、STの音の節を真似てみたり、STの口の形と同じ形になるように意識してみた。どうしても「音を出せない」苦手な単語もあるのだが、うまく言えない理由は、単に発音の難しさだけではないように思えた。文字どうしの音のつながり方がうまくいかないことがある。うまい解釈はできていない。

物語の音読では、読みにくいものと、読みやすいものがあった。ニュースでは、見慣れない地名、知らない協会、何年何月何日、何千何百何十人などが入ると、非常に読みにくくなる。

読みが難しい単語や文章（表5）をノートに書き出して練習してみた。同じ発音のところで、いつも失敗するわけではないが、何度も練習すると、てきめんに上手くなる。音の節の取り方を調節して、前の言葉と後の言葉の音が混ざらないように区切ったり、

次の言葉の前にポーズをつけて（間を置いて）はっきりと母音を発声してみたり、耳で聞いたお手本に添って音を真似てみると、まあまあ様になってくる。次の音が予測できないときは、発音が不明瞭になりやすい。もともと文字に一致した音が出せなくなっている状態なのだから、単音ごとに発声したり、次の音を予想しつつ発声するのが難しいのは当たり前で、「かたまりになった単語なら読める」ことが異常なのかもしれない。

文を書くといえども、自分の心の文と書き写しと聞き取りが同じ機能を使っているとは思えない

こういう疑問が生まれた発端は、算数の問題文を正しく写すことができないということだった。子どもが間違えた算数の問題を、彼がひとりで復習しやすいように、見直しノートに写してやっていたが、何度も間違って書き写してしまうのである。

中学受験の「速さ」の分野の典型的な問題だった。ひかりさんがおばあさんの家に行くのに、忘れ物をして引き返し、忘れ物を探したり、慌てて走ったりして、予定より数分遅れて到着する。問題の中に余分な言葉はなく、読点で延々とつながっていて、「ひかりさん」「おばあさん」おばあさんの家「へ」、ひかりさんの家「に」、「さがす」「すぐにもどる」「かかる」。こういうひらがなの一字一句を正しく書き写すのが難しい。数字や、メートルや時間、分、秒も何

度も間違えた。しかし、説明会などで要項を転記していても、こんなことは起こらないのである。「脳の中の使う場所が違うんだろうか」

以下は、私の仮説である（図5～7）。

病前私は、自分の頭の中に意味があって文字にするとき、自分の意味を聴覚イメージに直して文字化していた（図5のA）。漢字がわからないときや、違う単語のほうがふさわしいかと思案しているときには、部分的に視覚イメージの表出はあるが、大部分聴覚イメージ主体で進む。網膜上の視覚が、前後の文を追いかけるように注視している。脳内では、意味が聴覚化、視覚化されて、一体となって書字されるように感じられる。同時に、意味と文字が整合していることが、確認される。詩人の友人は「聴覚と視覚は同時」「思考がイメージされたら書字される」と語っている。

ところが、失語症になった私（図5のB）は、意味の聴覚イメージは脳内にあって朗々と語っているのだが（①）、視覚イメージはほとんど失われている（②）。音を字に変えるためわざわざ発声し、視覚イメージの中で文字表象が起こり（③）、視覚イメージを基《もと》にはじめて文字化されて書かれた文字は、視覚的に正誤を判断される（④）。続いて、文字化された言葉が「意味」に対して正しいのかどうか、聴覚イメージが黙読して文全体を把握し、意味にアクセスし、判断する（⑤）。「意味」は自分の内部にあるため、決してなくなりはしないが、聴覚と視覚が同時に仕事を行っているという感覚はなく、「聴覚イメージと視覚イメージが片側ずつ

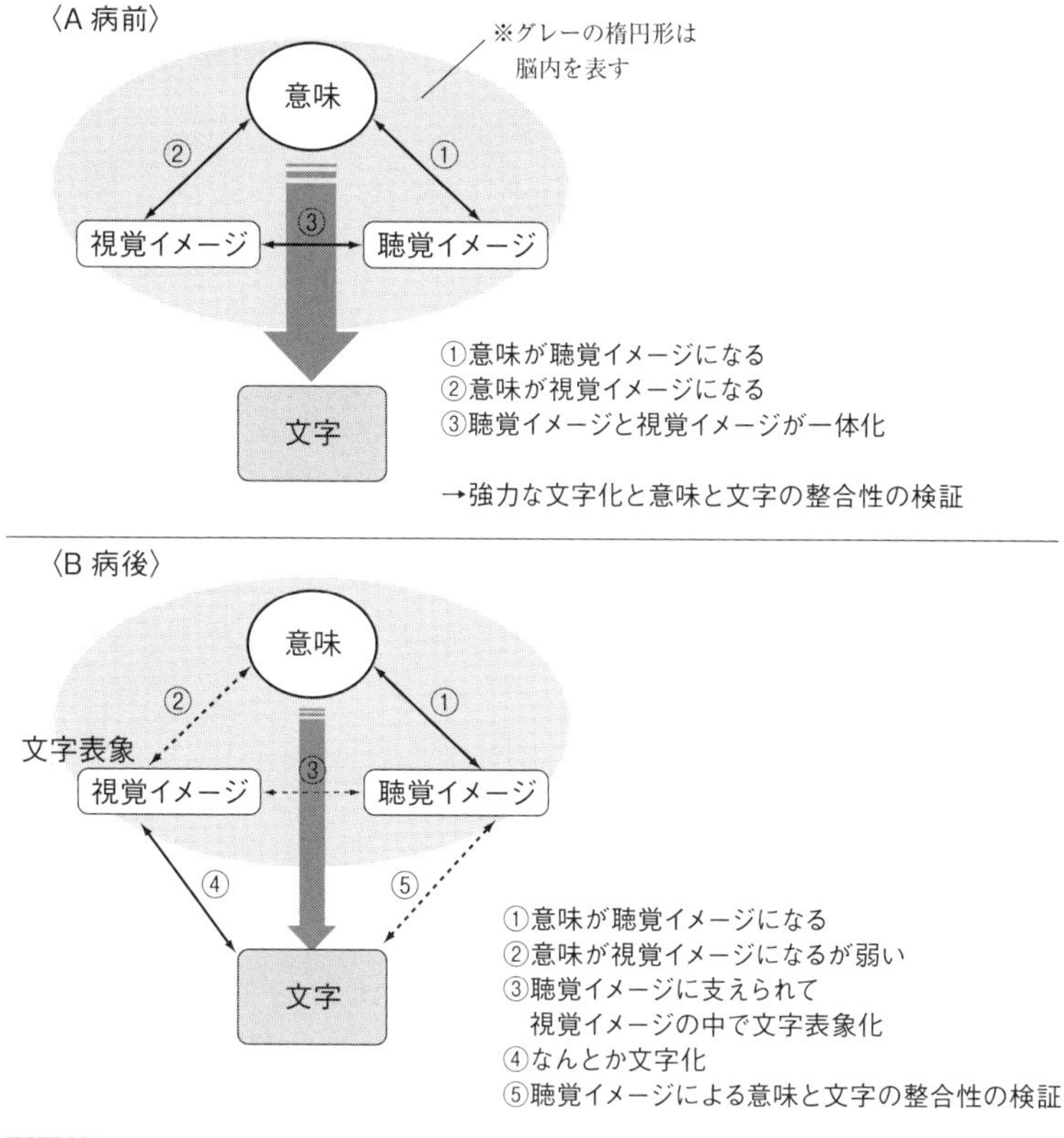

図5　自分で考えた文を書く

作動して、かろうじて文字化」を起こしているような印象だ。そこに、私の中で文字が字幕のように見える機能が登場した。これによって、音を出さずに文の視覚イメージ表象が可能になった。聴覚イメージと視覚イメージが同時に文字化を起こしているように感じられるかもしれないが、それとは異なる。聴覚イメージに支えられるようにして、文字表象が次々と起こるが、(声を出していないだけで)聴覚から視覚への変換は、先ほどと同じ負担がかかっている。

また、病前私は、聞き取りを書くとき、内耳に入力された音が意味を喚起し、文字化を起こしていた(図6のA)。自分の文を文字化するときとほぼ同じように、脳内は一体化された状態と考えた。

ところが、失語症になった私(図6のB)は、聞き取りを書くとき、音を残すためにかなり労力を使ってしまう(①)。意味にアクセスして意味から文を再構築したり(②)、留めた「音の節」でようやく文を保持している状態で、すばやく発語して字を割り出し(③)、視覚イメージで字幕化して(④)、文字を出している。①②③④のそれぞれの過程で減衰があって、文字になったときは聞き取ったときより情報が少なくなってしまう。ここで、「意味」が介在し、元の意味に適した言葉を入れ込んでいく(⑤)。

聞き取りを書こうとするとき、どうしても意味が理解できないことがある(図6のC)。意味がわかるまで、聴覚刺激を音の単位で温存し、視覚イメージは意味を表すための絵に独占されてしまう。かかと、ひざの「イメージ画像」や、「漢字」も視覚イメージとして浮かびやす

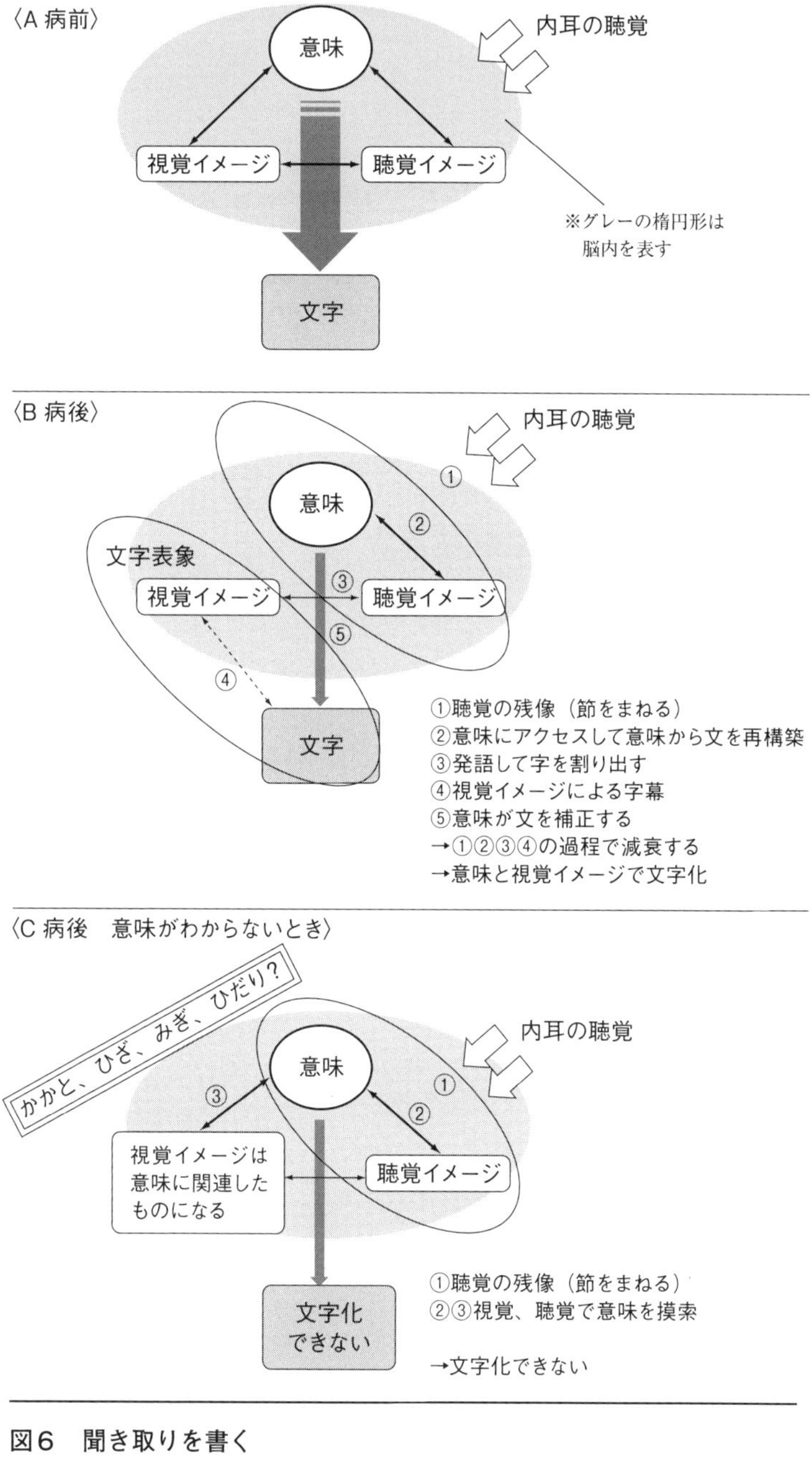

〈A 病前〉
意味
内耳の聴覚
視覚イメージ
聴覚イメージ
※グレーの楕円形は
脳内を表す
文字
〈B 病後〉
内耳の聴覚
①
意味
②
文字表象
③
視覚イメージ
聴覚イメージ
⑤
④
文字
①聴覚の残像（節をまねる）
②意味にアクセスして意味から文を再構築
③発語して字を割り出す
④視覚イメージによる字幕
⑤意味が文を補正する
→①②③④の過程で減衰する
→意味と視覚イメージで文字化
〈C 病後　意味がわからないとき〉
かかと、ひざ、みぎ、ひだり？
内耳の聴覚
意味
①
③
②
視覚イメージは
意味に関連した
ものになる
聴覚イメージ
文字化
できない
①聴覚の残像（節をまねる）
②③視覚、聴覚で意味を摸索
→文字化できない

図6　聞き取りを書く

い。でも、意味を理解するために、かなり視覚イメージを使ってしまい、聴覚は音の温存で手一杯、残った聴覚・視覚で意味を模索していく。頭に文字を浮かべる余裕はない。文字化どころか、発語すらできなくなってしまうこともある。

書き写しているときにはまた別のことが起こる（図7のA）。網膜上の字から聴覚イメージを介して、意味が想起される。網膜上の字は、脳内イメージでない、ただの形としての「字」である。聴覚イメージと網膜上の字が相俟《あいま》って、文字化され、同時に意味もありありとわかる。網膜上の字から聴覚イメージを介して意味が想起されるところは、失語症になっても同じである。ところが、網膜上には実際の「字」があるので、あえて文字表象は起こらない（図7のB）。すると、脳を介さない「網膜上の字を写すこと」になりやすく、「聴覚イメージ〜意味」ルートが使われなくなる。意味のわかりにくい文章ではそうなりやすく、わずかな聴覚イメージと網膜に映る視覚的な数語で、いわゆる「写し書き」することになる。すると、書いても意味がわからないことになる。意味のわかりやすい文章のときには、「聴覚イメージ〜意味」が使われて、意味から文を再構築しながら、網膜上の字を視覚イメージに取り入れて書字している。このときには意味もよくわかる。つまり、書字の出来栄えは同じに見えても、聴覚イメージをよく使って長めに文章を記憶すると、意味は入りやすいのだ。

問題点は、音を取っておけないこと、音を文字にできないことで、文字化にあたっての脳内システム上、大きな負担がかかっていた。苦手な課題を与えられた場合、単独の機能では文字

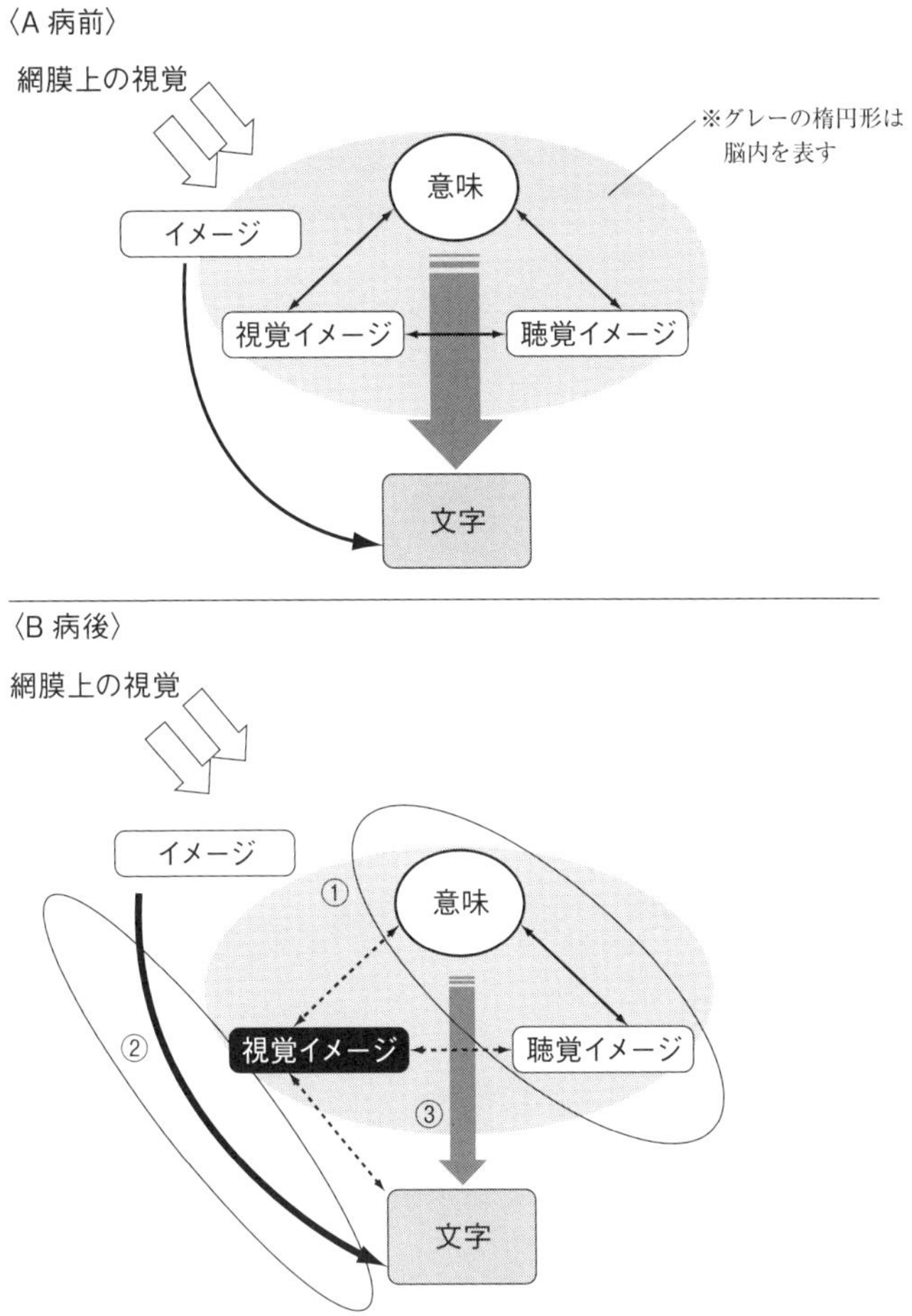

①網膜上の字から聴覚イメージを介して、意味が想起される
②網膜上の字を写す（脳内イメージではない）
③意味から文を再構築する

網膜に文字があるので、視覚イメージは使わない
「意味」が減ると②＞③になる
「意味」が増すと③＞②になる

図7　書き写す

化を成し遂げることができない。そのため、聴覚の負担が大きいときには、視覚イメージを減らし、聴覚を補う「絵」や「漢字」を喚起して、聴覚を補っていた。また、聴覚や視覚イメージ内部で、同時に二つの仕事を行うことはできなかった。そのため、聴覚を補う「絵」を浮かべると「文字」は浮かばないし、文章を書き写すことに真剣になってしまうと、言葉が脳にたどり着かなくなってしまった。

あるサイト(8)を使って一〜三分の江戸小話(注27)を聞き取って書く練習をした。言葉遊びが多い笑い話だから、話を聞いている途中でオチがわからないと、とても書き取りにくい。オチがわかることもあれば、わからないこともあった。朗読の音声の再生が終わったあと、別のページに表示された書き起こし文を参照することで、自分の書き取りの答え合わせができるようになっている。これによって、聞き取りを書くときに脳内で起こっている、いくつかの事象が印象づけられることになった(図6のB)。

「こんな、どんな、それ、こう、そういうと、それは、おや、なるほど、そうだ、いきなり」は、私が聞き取って書いたものではほとんど抜けている。これらの言葉は、音を聞いただけでは、すばやく文字が浮かばず、一文字ずつ書き出すには記憶の負担が重いので、あえて飛ばしてしまうこともあるし、もともとたいして意味を持っていない文章の「間」として捉えているため、意味は抜け落ちてしまうのだ。また、「おりました」「参りました」というような敬語はなくなって、「いる」「くる」のように短くなり、ひらがなを書く負担を減らしている。「将棋、最速、棚、親父」のような漢字が多いのも特徴かもしれない。書くには負担がかかるが、意味がわかりやすく、助詞をつけるのが楽になる。「誰々が言いました」のような言葉は、声や文脈でわかるので、完全に省略されている。聞き取った音のイメージは、意味を理解するのに重要な単語とそうでない単語にすばやく分けられ、意味にアクセスして、漢字や最小単位の言葉に置き換えられ、意味がわかる文を再構築している。図6のBの②に当たる過程である。驚いたことには、文章にありもしない意味を付け足している。「氷は焼いても（水になるだけで）焦げ目はつきませんよ」（カッコ内は原文になし）。原文の音を完全に覚えていられないときには、「意味」が書き取りを支えているのがわかる。図6のBの⑤に当たる過程である。

ＳＴと週六日間訓練し、毎日自主トレーニングもしていた。しかし、休み明けの訓練では字を見たときの「音」が、遠くから来るような感じがするぐらい脆弱《ぜいじゃく》な読み書き機能だった。「そんなことがありますか」とＳＴに聞いてみた。すると、ＳＴは納得したように頷いた。「あなたの真の症状は、もっと重いはずです。代償的な方法で読み書きしているのだから、日常的な会話では強化はできないのでしょう。そのうち、ある程度の練習で維持できるようになりますよ」。彼はそっと言葉を添えた。

検査入院

十二月上旬、検査のために別の病院に転院した。二泊三日したら、またリハビリ病院に戻って、リハビリを続けるのである。

一カ月前から、自分の病気について、ある神経内科医に相談していた。私の検査所見を検討してくれた彼は、左内頸動脈《ひだりないけいどうみゃく》に解離状の狭窄《きょうさく》があることと、左中大脳動脈《ひだりちゅうだいのうどうみゃく》に血栓があることを指摘した。彼は、右視床《みぎししょう》にある(注28)海綿状血管腫《かいめんじょうけっかんしゅ》が治療に与える影響や、より精密な方法で(注29)卵円孔開存《らんえんこうかいぞん》の有無を調べなければならないと言った。リハビリ病院では、それを実行することはできなかった。

先生とメールを重ね、様々な文献を読んでいるうちに、自分の病像がだんだん理解されてきた。調べたことや聞いたことをつなぎ合わせて、マインドマップ(注30)のようなものを作り、今後の作戦を考えた。これは言葉をなくしてしまった私にとっては難しいことだった。今の自分ができることとやりたいことの間には、はっきりとした差があることを痛感したが、自分を奮い立たせて考えをまとめあげた。それで転院の決心をしたのだ。最初にみられた多幸感はだんだん遠ざかっていった。現実的な自分に帰っていくように思ったが、不幸ではなかった。

三日間にすべての検査が終わるように予定を組んでもらっていた。この検査をやりとげ、その結果を先生と共に解釈し、決着をつけなければならない。医師である自分が後ろのほうに隠れていたのを引っ張り出して言い聞かせた。「よく考えて、小児神経科医らしく判断しなければ」。同時に、自主トレーニングの教材もカバンに詰め込んだ。「三日間も何もしなかったら、言葉はすぐにダメになっちゃうから」

入院中、朝食前の空き時間に、いつものとおりに音読した。穿刺《せんし》部位の圧迫止血のために肘関節ががっちりと固定されているときには、頭の中でしりとりをした。関連する文献も読んだ。わかったことや先生の話は、即座にノートに書き込んだ。文字は信じられないぐらいよく書けるようになっていた。

検査の結果、経食道心エコーで卵円孔開存が見つかった。脳卒中治療ガイドライン[9]によると、卵円孔開存は人口全体の二六％の人にはあるといわれている（小児科的な知識では、胎児はこの「孔」があるために肺呼吸をしないで生きられる）が、静脈内血栓と右左シャントがあれば、奇異性脳塞栓症という病態で脳梗塞を起こす可能性があるとされる。卵円孔が開存している脳梗塞の患者で、静脈内血栓がない場合は、抗凝固療法か、抗血小板療法が勧められている。しかし、卵円孔開存があっても脳梗塞の再発を予防するために、卵円孔の外科的閉鎖術はそれほど勧められていない。卵円孔開存の有無は再発のリスクに無関係という論文[10]もある。

また、興味ある論文[11]を見つけた。十八から五十歳までの九五九名の若年性脳卒中（一過性脳虚血発作、脳梗塞、脳出血を含む）の長期予後の比較（オランダ・二〇一三年）。発症後三十日後生存した患者の二十年間の累積死亡は一九二名（二〇％）、なかでも、脳梗塞群の二十年累計死亡リスクは、二六・八％であった。この死亡率は、予測死亡率と比べて有意に高かった（三・九倍）。驚きはあるが、私は四十八歳なのだから、十八歳の二十年後と違い、二十年後に死亡しているのは妥当なのかもしれない。

血管造影の結果、左内頸動脈の不安定プラーク(注31)による血栓と診断された。手術は不要で、徐々に消退していくだろうということである。右海綿状血管腫は専門家の意見を伺い、治療の対象にはならないということで納得した。この三日でほとんどの悩みは解決した。治療方針は変わらなかったし、これが真の原因なのかどうかもわからないが、私の心は落ち着いていた。たとえある確率で再発するとしたって、もういいではないか。私は充分に努力したし、たくさんの人に迷惑をかけて、実に親切にしてもらった。もうじたばたせずに、定められた分だけ生きることにしよう。病気の原因の件は、私の頭の中からはすっかりと消え失せてしまった。そして、リハビリ病院を退院したらどうすればいいのか、という新たな命題がふっと浮かび上がってきた。

12月〜2月

第四章　リハビリ（2）

——過去と未来の交点で揺れる

なぜ、こんなに昔のことが思い出されるのだろうと戸惑いを覚える。何十年も付き合っていない人たちの、声、言葉、ふるまい、文字、手触り。そのとき答えが見つからなかった「問いかけ」。当時私が無関心だった誰かの胸の内なる「何か」。関心がなかったのでその存在さえ知れないのだ。発見をおもしろがっているだけではすまされない何ものかが、しだいに心の奥で波立っていた。「生きる」とはこういうことなのだ。

悲嘆のプロセスについて

十二月ごろ、今後のプランのことで思い悩んでいた。回復期であり、「集中訓練のやりどき」といわれる時期でもある。かなりのスピードで自分の能力が上がっているのもわかっていた。発症後数カ月以降の時期から、通常の身体機能の回復については、「維持期」に入って実力も安定し、訓練の頻度も減らされることになる。しかし、失語症に関しては、まだまだ変化が続く。言語情報を処理する新たな神経回路の編成や、病前とは違った方法で言葉を思い出したり読んだりする代償的な方略を獲得しようとするからである。「むしろ、この時期こそが本番と言っても過言では無い」[12]（小嶋知幸）。私が代償的な言語能力を獲得するためには、何かの手段で、自己訓練を続けていくことしか方法がないのだ。一日の生活で、訓練にかける時間を得るためには、復職時のタイムスケジュールのことも考えなければならない。仕事に行ってできる仕事だけやっていればいいやというような感じで、すべての時間を仕事につぎ込んではいけないのである。

「今の自分に慣れてほしくないですね」とST（言語聴覚士）は言った。話せない書けない自分をこのまま受け入れるのではなく、もっと良くなっていく自分に期待してほしい、新しい自分に合った良い立場を探し求めてほしい、というように私は受け止めた。そして、彼は、安定した訓練期間を持つために、できるだけ長く入院しているように勧めた。私は、専門家のカンを重視していたし、このSTの率直な正直さを信頼して、判断を任せていた。そして、自分にも、「自分の力量はこの程度かな」とは強《し》いて思わないようにしていた。「鈍感に、そして強くあれ」「自分を安売りするな」、若い頃にそう言ってくれたのは誰だったろうか。再びその辛口な激励を思い起こすのだった。

　検査入院をするまでは、病気の原因のことで頭がいっぱいだったが、検査のために転院して、再びリハビリ施設に戻ってきてから、ようやく次を考える余裕ができた。しかし、リハビリ施設を退院するかどうかの話は出るのに、先の具体的な話はなかった。とうてい今の会話力や書字力で勤務先の病院に出られるとは思えない。となると、どこかで実践的な形で復職準備をしてくれる施設に移らなくてはならない。誰も何とも言ってくれないところをみると、きっと私が行くような適当な施設はないのだろうなと察せられた。施設の件は自分で調べるしかない。

しかし、言語訓練は終わりに差しかかってはいなかった。できるようになればなるほど、課題は増えていく。音から字を取り出す練習、カタカナ練習、発音練習など果てしなく続き、週末にリハビリを休むと、週明けに元の力を取り戻すために一日かかった。これでは訓練はやめられない。このまま私の言語能力が変わらないのであれば、今の力に合わせて仕事をつくっていかなければならない。まだ変化するのであれば、今は訓練に力を注ぎ、力が安定してから仕事のことを考えたい。「能力の変化が未知数」というところに悩みがあったが、STの微妙な予測を信じる気持ちから、できるだけ長い間、リハビリを受けたい気持ちがあった。一体、いつ見切りをつければいいのか。

私としては、前回三カ月で再発して振り出しに戻っていることが、心苦しく辛《つら》い思い出であった。いくら一所懸命良い案を練っても、今度再発したら、今とは比べものにならないほど悪くなるかもしれない。そのことが思い出されると、先のことを考えることが無駄であるというような投げやりな気持ちも湧いてくるのだった。

そんなことを考え始めた矢先のことである。主治医との面談があり、いつ退院するかどうかで押し問答となった。主治医は私に、復職にあたっての今後のプランを聞いたのだ。

主治医は私が元の自分に戻らないことを知っている。それは、私のプランを聞いてダメ出しするために出された「問い」のように思われ、不愉快になった。

「先生は今の私の能力を知っていますか。いつ回復は限界に達するんですか。そのとき私はどんな程度になっていますか。あなたのプランを出してください。あなたにプランがないのなら、私はあなたに自分の真のプランを言う必要はない」という言葉を飲み込み、私は黙った。

神様ではないのだから、誤差なく正確に測定してくれと言っているわけではない。誤りを恐れないならば、自分の考えぐらい言えるはずだ。しかし、私はここで反論しなかった。先生も忙しい合間をぬって面談してくれ、これまでいろいろなことで恩もあったから、私にもためらいがあった。

そう、あのとき、ほんの一瞬とはいえ、大きな怒りがあったことが忘れられないでいる。「どうして私は医師にあてもないプランを言わねばならないのだろう。そのために彼は何をしてくれたわけでもないのに！」。この怒りは、医師には何の落ち度もない八つ当たり的な怒りであったことを、今となっては認めざるを得ない。彼は私に訓練を処方し、面倒な転院手続きも嫌がらずにやってくれた。それなのに、私にとって何が足りなかったというのだろう。

過去に研修医君の振る舞いに感じ取ったのと同じ思いが湧いた。賢くなくなった私、傷ついている私に興味のない人に、今の自分の真の想いをさらけ出したくない。泥まみれになって答えて、そんなことができるはずがないと嘲笑《あざわら》われたくない。そんな気持ちがあったのではないか。

その後、信頼している看護師がじっくり話を聞いてくれた。彼女が傷ついている私を大切に扱い、賢くなくなっても尊敬の気持ちで見てくれていることにいつも癒《いや》されていた。真面目な彼女が主治医の気持ちをとつとつと代弁しようとして、あやうくこう言いかけた……「あなたは今までと同じようにはなれないんですよ」と。

もしかしたら、彼女はそうは言わなかったのかもしれない。その言葉を避けるようにして会話が進むから、いっそう身に沁みて感じられた。再発のことも、みんなは決して言わなかった。「避けなくていいんだよ。今までと同じようにはなれないことも、再発があり得ることも、わかっている。避けても避けなくても、結果は同じなんだ」。私の心の声は奥底のほうで唸《うな》っていた。

私が情報を得たがっていることを理解した彼女は、ＯＴ（作業療法士）やソーシャルワーカー(注33)にも声をかけてくれた。それぞれのスタッフがいくつかの事例や近隣のセンターを調べ、一般にどんな人が利用し、どんなメリットやデメリットがあるのかということについて、意見を言ってくれた。最終的に良い提案はなかったが、自分で職場復帰プランを作っていくうえで何が問題になるのかを把握するために参考になった。建設的な提案のなかで鎮められた怒りは、もう蘇ることはなかった。

この日もいつもと同じように、リハビリの合間に童話の朗読に励んでいた。病棟間をつなぐ通路の隙間に、小さなソファが置かれた面会コーナーがある。ここには、午前中は誰もいなかった。稀に見るライバルは、ギターでの弾き語りを練習したい失語症の男性だった。彼は私と同年代に見え、私と同じような病態でないかと感じて意識していたが、親しく言葉は交わさなかった。

ここで音読すると、静寂の中、自分の出した声と返ってくる音が和音のように聞こえた。音を誤ったことに気づくと、口の動きを確認するように、丁寧に、もう一度、読み上げた。ときおり知り合いの訓練士さんが通りかかり、私を見つけて静かに会釈していった。私はそっと目礼し、そのまま音読を続けた。窓の向こうには、雲ひとつない、冬の澄んだ青空が見えた。

新美南吉の『おじいさんのランプ』(7)を読んでいた。このおじいさんの姿に、私はどうしても泣けて仕方がなかった。STにも勧めたが特に感慨はないようで、私固有の感情なのだと気づかされた。あらすじを話そう。

おじいさんは貧しいみなし子で、子どもの時から仕事をして生計を立てていた。電気のない時代にランプに出会い、希望の光のように燃えるランプのとりこになった。彼は裸一貫からランプを売る商売を始め、次第に身を立てていく。

しかし、電灯という新しい道具があらわれた。彼は電灯の良さを認めなかった。ランプの良さを忘れ、電灯を求める人たちを恨み、憤り、悲観するのだが、やがて悟るのだ。世の中が開け、新しい世の中になるのをじゃましてはいけない……ランプ屋は捨てよう……。彼は、家にある大小五十のランプに油をつぎ、荷車にランプを吊るし、大きな池に来た。いっぱいに湛《たた》えた水が、月の下に光っていた。池の岸にははんの木が水をのぞくようなかっこうで立っていた。彼は、ランプに火をともし、池のふちの木の枝に、大小とりまぜていっぱい吊るした。一本では足りず、とうとうすべてのランプを三本の木に吊るした。最後のシーンである。

＊＊＊

「わしの、しょうばいのやめ方はこれだ。」

それから巳之介《みのすけ》は池のこちら側の往還《おうかん》に来た。まだランプは、向こう側の岸の上にみなともっていた。五十いくつがみなともっていた。そして水の上にも五十いくつの、さかさまのランプがともっていた。立ちどまって巳之助は、そこでもながく見つめていた。

ランプ、ランプ、なつかしいランプ。

やがて巳之助はかがんで、足もとから石ころを一つ拾った。そして、いちばん大きくともっているランプに狙《ねら》いをさだめて、力いっぱい投げた。パリーンと音がして、大きい火がひとつ消えた。

「お前たちの時世はすぎた。世の中は進んだ。」

と巳之助はいった。そして又一つ石ころを拾った。二番目に大きかったランプが、パリーンと鳴って消えた。

「世の中は進んだ。電気の時世になった。」
三番目のランプを割ったとき、巳之助はなぜか涙がうかんで来て、もうランプに狙いを定めることができなかった。
こうして巳之助は今までのしょうばいをやめた。それから町に出て、新しいしょうばいをはじめた。本屋になったのである。

（新美南吉『おじいさんのランプ』[13]より）

＊＊＊

散っていく火花とガラスのかけらが目に見える。あとは光の幻影を残した闇。ランプを壊しているおじいさんと背中を合わせて共に泣きたい。私の「ランプ」も壊れてしまった。格別に美しかったランプを見たのだからもう惜しくはない。ただ、このことで、他人から励まされたり、憐《あわ》れまれたりしたくなかったのだ。窓越しに見える果てしない空はどこまでも青く、冬の弱々しく柔らかな横日が、私の肩に静かに降り注いでいた。

障害受容とはなんだろうか。病気や外傷の後遺症で身体機能の一部を失った人が、感情的な混乱状態を経て、アイデンティティーを再構築していくことと考えられている。つまり、喪失の受容とは、何に価値を置くべきかという発想の転換であり、このような価値の転換適応は、ある日突然に生じるものではなくて、受容に至るプロセスとして、ショック、否認、怒りと悲嘆といった段階を経て起こるとされている。

様々な段階理論があるが、私の記憶の中で、私が初めて知ったのは、キューブラー・ロスの『死ぬ瞬間』(14)の記述であった。末期的な病気で死に向かう人たちは、否認、怒り、取り引き、憂鬱《ゆううつ》、受容を通過して死に至るという。大きな悲しみを得た人たちも同じような悲嘆のプロセスをたどるという。医療従事者の場合には多くが読んでいると思う。私は、喪失の悲しみがいつか受け入れられるものという立場に共感することができずにいた。いったい障害は受容できるものなのか。受容しなければならないものなのか。事実を否定したいとか、回復を期待するとか、運命に憤ったり悲しんだりするのは、「道」の第一歩にすぎないのか。どの人も最終的に受容に至るまで歩き続ける「道」があるのだろうか。どうも私にはそうとは思えないのであった。

障害受容の段階理論は、看護の教科書にも、リハビリの教科書にも載っている。それによって、年若い医療従事者であっても、悲嘆にくれた患者や、理不尽な患者の攻撃にも巻き込まれることなく、サポートに専心することができる。この考えに利点はある。しかし、臨床の現場で遭遇するように、リハビリテーションの心理は多彩であって、個々に悩みは深いものなのだ。訓練の先生や看護師が心から、「そんな悲しみがあったのですね」と思ってくれないならば、やっぱりその人とは本心から付き合っていられないではないか。

何度も続けて次々と大切なものを失った場合、これから進行することが予想され、最終地点の自分がどうなっていくかわからない場合、音楽家の耳のような個人的に最も重要な機能の場合、盲ろう者の触覚のような代償できる機能が他にない場合……。今まで出会ってきた人たちも、そうやって、大切なものを失ってきた。どんなに立ち直っているように見えても、やはりどこかで傷ついていた。

私は、受容という言葉を、悲嘆にくれる人に授けられた言葉と思わない。大きな悲しみを現実に受け止められず、生涯悲しんで、やっぱり元の自分に戻りたいと思っていたって、それでいいじゃないか。悲しみは、存分に悲しめばいい。どんなに悲しんでいても、人は笑うし、わずかのことが人を慰める。でも、「人は笑うし、慰められるじゃないか」と、他の誰が言うことができようか。

段階理論を支持する人たちは、悲嘆にくれる人の「否認」に対して寛容である。その割にはどこかで、励ましや倫理的な諭しの中で、将来の障害受容を強要している感じがあった。というのは、リハビリの打ち切りという時間制限が、否認の持続を許していないからだ。

回復期のリハビリを早期に行うという考えから、なんとなく、患者は急《せ》かされている。急性期を乗り越えて快方に向かっている患者は、「あの日」の受診が遅すぎたことを悔いたり、「あの時」の医師が見逃したのではないかなど、過去ばかりを顧みていることが多い。あるいは未来を見ようとしても、もっとよくなる治療はないかという観点からだ。現在の自分の障害を実感し、理解しようと努めることは、二の次なのである。その後、少し落ち着いてきて、これから自分はどうなっていくんだろう、もう少し訓練したいな、と思った矢先に、「次の施設への打診」という形で訓練の終わりがくる。あるいは、現状に合わせた家の改築というような話が出る。「え？　ようやくここまできたのに？　もう訓練は終わりなのですか」と怒りに震える姿や、いつまでも回復に固執する人というように見られ、自尊心を傷つけられたりしている姿をしばしば見た。医療従事者が「否認」に寛容的であるように見えるのは、入院という行為自体が、いずれ時間切れになって患者が目の前からいなくなることを知っているからではないか？と思えてくる。入院期間の半分を超えたら「障害受容をしていないと」このスケジュールは乗り切れないが、そんな圧力を感じないところに、かえって医療者の思想がまやかしめいて感じられる。

段階理論を支持する人たちは、第二に、既存の理論を当てはめることによって、本来的な個々の葛藤を見ようとしていない気がする。患者いちいちの葛藤に付き合っていられないという、私利的な考えはないことにするとしても。

精神分析の言葉では、フロイトの「悲哀の作業」という概念を障害受容に取り入れている。愛するものを失った者が、失った対象への思慕の情を悲哀反応として示すことは正常なことであり、対象へのリビドーが解放され、別の対象に再び愛を向けられるようになる過程を、悲哀の心理的過程としている。自分の誇りを覆されるときに出てくる攻撃的な欲求は、アグレッション（攻撃欲求）と名づけられている。精神科医の計見一雄は、アグレッションがあるから、避けられない「壁」に対しても、貪欲に戦っていける、と論じている。(15) 悲哀の作業を執りおこなっている人たちは時に攻撃的であり、時に医療者であっても耐えられず、患者の悲哀に取り殺されてしまうかもしれない。こんなことがあるから、「否認」や「怒り」をあえて定義し、患者の生身に関与している自分の身を守るようにしたのではないか。看護やリハビリの世界が受容理論を展開するようになった理由をこのように考えている。

世の中は、機能の向上がみられなければリハビリは打ち切りという、リハビリ制限理論が正当化されつつある。「否認」が許されない社会、「受容」が好まれる社会が、果たして人々にとって幸せなのか。暗澹《あんたん》とした思いがする。

リハビリを行う人たちへ

しゃべれなくなった自分。文字はひらがなですら書くのがたどたどしく、漢字は誤字だらけ。言葉で伝える技術がなくなってしまうと、その人の判断力がどれほどあるか他人にはわからない。「私はわかっていますよ」と、どうやって伝えたらよいのだろう。

意識不明や重態の患者が集まるような急性疾患の治療をする病院では、このような「意識はあるのに失語」の人に適切に対応するのは難しい。私もしゃべれないうちは、人から相手にされていないような感じがした。また、「理解していてもしゃべれないのだ」とわかったとしても、相手はどう対応していいのかもわからないらしい。妙に簡単な言葉で話されたり、「○○でね」と一語ずつ区切られたりするので、かえって言葉の意味がわからなくて戸惑った。失語症があると、その人の知的な能力まで低下したように感じてしまう人が多いようだ。こちらがゆっくり話しても理解までゆっくりとは限らないし、適切な単語を使わないと、文全体の意図が読みにくい場合がある。だから、正しい言葉で明快に話してほしかったのだが、そうではなかった。「リハビリの時には迎えに来ますね」と看護師に時間を指定されても、それは、「リハビリ開始」の時間ではなくて、「病棟からリハ室に向かう集合の時間に、トイレなどの準備時間を足したもの」なのであった。五分前には準備して待っていても、誰も来ないし、患者さんが集まっても焦るふうでもない。何度か経験して仕組みを理解したが、何が知りたいのかを訴える言語力がないことを、もどかしく思った。

「面会者をどうしますか?」など、曖昧《あいまい》で些細《ささい》な質問に対する返事は困った。嬉しいなとか、時間がないときには面倒だなとか、両極の情景が浮かぶと返事をどうしていいか迷うのだった。迷ったときの思考は限りなく遅くなった。そうすると、相手は質問が私に届いたかどうか疑問に思うらしかった。私をよく知った人たちは、私の表情を読み取って、「同僚である小児科医の面会はいいけれど、幹部は気兼ねだし、ナースは境界に際限がないから、面会は許可しないことにしようか」と言ってくれた。私は、ほっとした。

神経内科医の態度は、私の病態が「失語である」と実証された段階から、小児科医の私に接する態度に戻った。つまり、医学用語を使って私本人に向かって議論するようになったのである。私が言えない言葉もわかっているようで、言おうとした疑問点を口にしようと思って一部分しか言えずにためらっていると、代わりに言葉を継いでくれた。職場のＳＴは最初から終わりまで私を言葉があるものとして扱った。もっとも、彼女は健常時の私のことを、知っていたわけではないのだが。

リハビリ病院に転院してからは、このような戸惑いは感じなかった。私に関わる医療者の多数は未知の人であったが、それでも彼らは、医師でもあり患者でもある私を信頼し、自然に打ち解けてくれた。医療者は、この人が昔どのような人であったかということを知るはずもないが、そのことに思いを馳せて、今のこの人を見ることを自然にしているように見えた。そうするかぎり、患者への尊敬の心は決してなくならない。

言葉を失って手足の自由も失った老紳士が、若い医療者をいじめているように見える場面も時々あって、気を揉むと同時に、何もかもできなくなって、若者にこんな些細なことまで教えを受けることすらも悲しいのだろう、とざわざわしたもの哀しさを覚えた。「リハビリでは、幼稚園のようなことをする」と言って、行くのを嫌がる方もいると聞いていた。以前の自分であれば何の問題もなくできたことを、孫ほどの年の人とひたすら繰り返すことに、自尊心が傷つくのかもしれない。患者を冷ややかな目で見る医療者がいたとしたら、患者の心は荒れるだろう。遠目に見てその憶測が当たっているかどうかはわからなかった。私も、ものの名前が言えないときに、「ティッシュペーパー」と何度も言わせようとした看護師を「それが重要なわけ？」と苦々しく思ったことをうっすらと思い出した。

私は自分の訓練のときに、隣で訓練している先生と生徒を熱心に眺めた。絆が深い二人は、祖父と孫娘、母と息子のように見えたし、体を傷めた兄を介助する弟のようにも見えた。愛おしみ気遣う気持ちが両方から自然に発散されていた。「訓練をしています」というような体育会系の二人組もあって、これも気が合っていた。絆が浅い二人の場合は、なんとなくよそよそしかったが、担当の訓練士がいないときの代行の場合もあったかもしれない。みんながどんな気持ちでいたのかは定かでない。患者同士の井戸端会議は始終あったが、「何を良くしてくれた」というようなリハビリに対する感謝か訓練士の噂話《うわさばなし》が中心で、自分の心理的な問題を語る人はあまりなかった。子どもに対する親の情熱的な愛情や、医療や医師に対する怒りに燃えた親たちを見てきた私としては、大人の患者さんの態度は意外だった。一度だけ、「俺は、どこも治っちゃいないじゃないか！」という、担当医に対する若い人の罵声《ばせい》を聞いたことがある。若者のほうが、喪失感や絶望感が強いのかもしれなかった。

体を傷めた人と、言葉や認知機能を傷めた人では、患者同士の中でも見えない壁があるような気もした。つまり、元気に歩いている人には、体を傷めた人は強いて近づいてこないし、悩みを話したりしないのである。かといって、言葉を失くした人は無口になっていて、コミュニケーション能力に問題があるから無口なのか、単に無口な性格の人なのかわからなかった。それで私も、どの人が失語症なのか察しがつかなかった。確かに私も、気の利いたことも言えず、人の名前も覚えられず、自然と無口になりがちで、よく話しかけてくれるおしゃべりな人と関わることが多かった。

あるとき、私が、言語訓練を受けるために待合のソファーで待っていると、手足の機能に問題がなさそうな若い女性が、話しかけてきたことがあった。彼女も言語訓練を受けるのだろうが、言葉は流暢だった。彼女は、自分について何か語ってさめざめ泣いていたが、なんとなくお互いの言葉が通じていないような距離感があった。私は戸惑った。伝える「言葉の問題」でそう思うのか、彼女が何かの認知機能障害を持っていて、自分では気づけない「捉えどころのない問題」が私たちを遮断しているのか。お互いに、通じあう言葉を持っていなかった私たちは、交わることはなかった。

「変わり果てた姿になった私の心が、何不自由ないあなたにわかるはずはない」。喪失を経験していない医療者が、喪失を経験した人たちから、こんな言葉を投げかけられたことはないか。発達の遅れのある子や神経の病気のある子を抱える親を見ていた私にとっては、宿命的な問いかけだった。今回、私の知らなかったことがわかるかもしれないという期待があった。しかし、その永遠のテーマに関する結論は、結局、この入院中の経験では得られなかった。

多くの人が淡々と訓練していた。夢の中の出来事のように現実感が乏しいのか、少しずつ良くなっている自分に活路を見出して楽観的になっているのか。あるいは、もう仕方がないと諦めているのか、正直なところわからなかった。集中訓練に終わりを告げることは、これ以上の回復は望めないという意味でもあるが、それでも、病棟で悲しみを表す人は稀であった。神経質に医療者を罵《ののし》った人や、急な退院に嘆きの声をあげた人を、みんなはどう思っていたのだろうか。自分もあの人と同じ気持ちだと思っている人もいたのだろうか。誰からも聞いたことはない。彼らがこれから悲しみをどうしていくのだろうと思うと、気がかりだった。リハビリを担う人たちの多くは急性期や亜急性期しか関わらないことの併害を感じた。

急速に病後の転期を歩んでいた私自身のことを言うならば、もっと悲しみたかったし、もっと本当のことを言われたかった。私の悲しみを直視しない医療者とは、関わりを持ちたくなかった。まだ自分の考えというものもないと見える若い医療者が、同情も共感もなく、一本気に自分の役目だけを果たそうとするのは、なんとなく鬱陶《うっとう》しかった。また、私という患者に関心もないのに、役目上質問してくる人とは、真剣に話をするのが面倒だった。「私に無関心なあなたに、私の大切なことを言いたくない」と思うのは、やむを得ない感情だと思う。面倒なことに関わりたくない人は、状況を察するのか私に近づいてこなくなり、むやみに他人と格闘することはなかったが。

「私はあなたではないのだから気持ちはわからない。けれど、私はあなたにしてあげられることがあるから、そばにいる」と言ってくれる医療者が、慎み深く素朴な興味と関心を持ってそばにいてくれることがありがたかった。私は、その人たちに囲まれて、新しい自分の存在を意識することができたのである。そして、このことが患者さんみんなにとって普遍的なことではないのだろうと、なんとなくわかったのだ。

「心」か「技術」か、と問うとき

若かった時の思い出について話をする。大学時代、私は盲ろう者[注34]の通訳や介助をしていた。盲ろう者が集まる集会では、視覚障害者は点字通訳者として働き、聴覚障害者は手話通訳者として働いていた。盲ろう者同士が話をするとき、話し手が何で話すか——口話《こうわ》、伝統的手話、同時法手話、指文字、ローマ字式指文字など——、聞き手が何で聞き取るか——手話（伝統的、同時法）、指文字、点字（指点字）、手のひら書き——によって、通訳方法が大きく異なる。一般には話し手の得意な方法で話してもらい、聞き手の通訳者が手話や点字に置き換えて聞き手に伝えることになる。聞き手の通訳者が話し手の「言葉」を知らないときには、それを話し手の通訳者が音声言語に直してから、聞き手の通訳者が通訳することになる。英語を話す人との会話ということになると、さらに厄介だ。話し手の「言葉」を日本語の音声言語に直す必要があり、全部を同時にできる通訳者はなかなかいなかったからだ。

ある時、アメリカで行われた全国盲ろう者会議に出席した。このツアーは様々なものを心に残した。英語を聞きながら通訳はできなくて、みんな混沌としていた。ところが、ある人が気がついた。英語を点字（現地の通訳が簡易の点訳機で英文を速記する）で読んだ盲ろう者や、英語の手話（現地に留学中で、英語の手話で話ができる）を読み取った盲ろう者が、いちばん情報が正確だ、と。それで、盲ろう者が起点になって、他の盲ろう者に通訳したりした。発想の転換である。コミュニケーションはうまくいくようになった。

旅行中、どれも決して上手くない手話や点字や英語を使って全力で通訳に励んだ私は、最後は高熱が出てアメリカの救急病院に行く羽目になった。このとき英語はできるけれど、心がまるで足りない人に通訳され、どことない屈辱感を抱いた。彼女は、自分の英語の出来を自慢したくてこのツアーに参加していたのだ、と若い私は思った。盲ろう者やろう者に対して、心が足りない通訳者にはなりたくない。この思いは、それから私の心を貫いていた。

盲学生やろう学生と夜中にしゃべった。この時の話題の中で、今も心に残っているテーマがある。「心」と「技術」のどちらが大切か？　盲ろうの会の会長だった青年は、穏やかに言った。「よく見えるメガネとよく見えないメガネがあったらどちらを選びますか」。技術もないのに心があるからよしとするのはやましいことだ。私は安直な自分の気持ちを見透かされたような気がした。

医術も同じだと、今でも思っている。心を軽んじる人には心を、技術を軽んじる人には技術を、自分も含めてこうあるべきと願ってきた。ことに、心ある若い医療者には、「よく見えるメガネになりなさい」と強く言い続けてきた。リハビリ病院では訓練士に率直にそのことを言ったことはなかったが、技術については非常に手厳しい意見を言うではないかと思った人はいたかもしれない。

訓練に真剣になりすぎない

「訓練を頑張ってください」とお見舞いに来た方に言われることはよくあった。それは、的を射た挨拶《あいさつ》のようでそうでもない。訓練は、人が思うほど大変で厳しいものではない。一方、厳しすぎる訓練は、実はあまりよくない訓練ではないかという気もしている。よくない理由がわかれば言えばいいが、どうしても理由がわからないときには、「どうしてもやる気がしない」と心ひそかに思い、頑張らなかった。なんとも乱暴な生徒ではある。

ところで、訓練士さんは気づいていただろうか。入院中、作業療法で出される課題が何よりも難しいと、私は思っていた。作業療法で引き受ける、人の日常生活に関わるすべての活動をサポートするという訓練の内容は、たいそう幅が広いものである。課題を何に設定するかは難問で、そのうえで、どの機能を使って解決するか、あるいは解決しないのか、どの段階で取り組めるのか、どれも深い悩みである。私の場合、作業療法では、当初は手の感覚訓練をしてみたが、知覚に麻痺はあっても日常生活で困ることがなく、すぐに終了した。次の課題として、コンピューター入力やデータ処理の課題を始めた。それで、明らかになったことは、言語に関わらないものは易しすぎ、言語に関わるものは難しすぎるということである。

リハビリ病院に入院したばかりの頃、漢字のふりがなもカタカナも書けないときに、コンピューターでローマ字入力を始めた。私は、「読めるのに、なんで書けないんだろう？」と疑問に思う初心者の純粋な生徒だった。どうしようもなくあてずっぽうにキーを押した。たまに当たることがあったが、どうして当たったのか、自分でもわからなかった。入力時間を測って練習したが、練習すれば上手くなるわけではないことは、だんだんわかってきた。その後、長い経過の中で、苦手な音を文字に置き換えることができるようになり、拗音がわかるようになり、促音も理解され、その段階ごとにタイムが良くなった。つまり、ローマ字入力のタイムは、入力訓練の効果で良くなったのではなく、「言語機能の改善によって起こる結果」にすぎなかったのだ。

コンピューター入力は、私には大変な作業だった。しかし、現状を測る物差しにすぎないと思った瞬間から、もう真剣には取り組んでいなかった。首が座らないうちに立て、歩け、と急き立てるのと同じ理由で嫌だったのである。私には、ローマ字入力は究極的には重要なことだったが、時期が早すぎた。

第二に、カードに書かれた文房具の注文表を書く訓練をした。文房具のカタログから索引で対象ページを開き、指定のサイズ、色、品番、値段、個数を調べて書き入れ、消費税を掛けて、合計金額を集計する。索引を引く、参照ページを覚えることは苦労したが、実生活で辞書を使い、生協のオーダーもしていたので、このカタログ程度の索引であればすぐに慣れた。個数や電卓の数字を写すときに間違えやすかった。また、色を示すG、R、B、Wなどの英字も間違えやすかった。その冊子をよく読み込んだら、番号や色番の作り方などのカタログの癖がわかり、問題を作っている人がどんな間違いを期待しているかもわかり、新しい練習問題が作れるぐらいにコツがつかめた。

数字や英字は音声化せずに「写し」、見直しをするようにしたところ、間違いが減った。出題の意図を読んでしまうと、だんだん何を期待して訓練しているのかわからなくなった。数字の読み違えや英字の読み違えが多いんだな、とわかったら終了でもよかった。練習したら改善するわけでもないし、事務課題は私には応用範囲が狭く、訓練が長すぎたのではないかと思う。

第三に、架空の住所録作成をした。カナ、漢字、数字、英字など、読み上げられた音声から、氏名、住所、電話番号、メールアドレスを書いていく。これは、今の私でも大変で、たぶん「できない」部類に入る。音から文字にマッチングできなくなっている私は、日本語の五十音の「音」すらも、相当無理して文字として識別している。そこに、「ジェイ」と言われて「J」にする、「きゅう」と言われて「9」にするとなると、日本語の五十音を読み書きする脆弱《ぜいじゃく》な機能が破綻して、字が書けなくなってしまう。今かろうじて生き残っている補助ルートを反駁《はんばく》するパターンを使おうとすることは、音をかな文字に変換する過程の妨げになると思った。それで英文字を書くところは写し書きにしてもらい、事なきを得た。音のマッチングの弱さは、注意の切り替えの問題ではない。

第四に、四から八個程度の数字を、耳で聞き取って書く練習をした。音のまま数字にする方法がなんとか上達しないかとずいぶん努力したが、一向にうまくいかなかった。病巣に直結した障害は、良くはならないのだと実感した。音のまま覚えておいて、耳に残る音を口で言いながら、数字モードに見合った形で区切りを入れて数にするのが確実だと思った。結局、苦心の割には得るものが少なかった。

ネットの認知機能トレーニングで、四則混合計算が上から順番に少しずつ繰り返し降ってきて、次々に答える演算トレーニングがある。この演算問題では、二月ごろに始めた当初は、同年齢者の平均的な得点であったが、二、三カ月で上位五％以上の得点率にアップしていた。計算機能が落ちていることは間違いないのに、視覚的に数字が見えるゲームでは、何らかの方法で計算機能を回復させている。数カ月の間に、計算ができるようになったはずがない。何か別の機能が計算力を押し上げているのだ。

遂行機能を上げよう、柔軟性を高めて変化への切り替えを促そうという訓練の目的は理解していた。しかし、音から文字へ、音から数字へのマッチングがうまくいかないときに、切り替えを伴う難解な課題で練習するのは、どうも納得いかなかった。数字の一個でさえマッチングできないのに、数字以外のものを混ぜるのはどうなんだろう。ひらがなすらうまく書き写せないのに、英字を入れるのはどうなんだろう。質的、量的な水準を高めることが、本当に遂行機能を上げることにつながるのか。柔軟性を高める練習を数多くすれば、柔軟性は高まるのか。

病巣に直結した部分の練習は、得られる変化も少なく、苦労ばかりが多かった。OTが机上で課題を考えるときから、実際の私に与える負担の重さが推測できるわけではないので、やってみてはやめる、やってみて良さそうなら続ける、ということの繰り返しになるだろう。真面目な彼らを困らせるようで申し訳ないのだが、任務を遂行している人のほとんどが、「やってみてはやめる」の一部をおこなっていることを、理解していないような気がした。この課題が私に何をもたらすかという再認識の過程が抜け落ち、単にできるようになることそのものが目標になってしまっている。そのため、タイムを測ったり、高得点を出すように競わせたりして、目先の利益を追求する仕組みを作ってしまっていた。この作戦は、私には何の興味も引き起こさなかったし、むしろ嫌な気持ちにさせた。

代案がなかったので、文句は言えなかった。リハビリという医療は、一定の期間訓練したら、効果を証明するような成果を出さなければならない。成果が証明できなければ、訓練は効果なしと判断されてしまう。これは、訓練士の問題ではなく、速効性を縛りにしたリハビリ制度における問題点だと思う。私は、訓練は訓練だから、できてもできなくてもそれでよしと、真剣になりすぎないようにして、自分にかかる負担を緩和していた。それでも一日二時間レッスンを組まれると、荷が重かった。ＯＴに対して、その訓練中に私の脳の中で何が起こっているかをしきりに訴えた。失語症の脳の中で何が起こっているか、とにかく知ってほしかったのである。それでも話が嚙《か》み合わないことがあって、歯がゆい思いがした。私の言語力の拙《つたな》さのせいで通じないのか、相手がわかってくれないから私が諦めたのかは定かでないが、言語のことは自分の分野と関係ないから無関心でいいってわけじゃないよね、とちょっと皮肉を言いたくなった。

一般の社会の中で求められている目標や課題は、確かにＯＴの意図どおりのことなのだ。残った自分の能力を使って何かをしようというときには、ＯＴは高い技術力を発揮する。運転の訓練のときにＯＴらしい技で問題点を打開したことには感動した（後述）。

しかし、言語機能、注意機能、遂行機能などに障害があるとわかったとして、入院中の限られた場面設定で、実際に起こりそうなことを予想したり、それに対する訓練内容を考えたりするのはかなり難しいものだと感じた。私の場合の言語機能のように、今できることと求められていることとの差があるとき、重層的な段階を一つ一つボトムアップしていくなり別のルートを使うなりするではなしに、やみくもに練習するように見えたのが残念だった。例えば、麻痺がある手を廃用性萎縮《はいようせいいしゅく》が起こらないように使っていこうと考えるのと同じように、無意味語の識別や数字は、苦手であっても使わなければならない慣《なら》いなのだろうか。その辺りにＳＴとＯＴ

のアプローチの差を感じるのだ。

高次脳機能に関する機能評価[注35]バッテリーはさすがによく練られていて、結果を解析すれば大まかな予測には充分に意義がある。また、評価バッテリーをもとにして現実に生まれた困難さを解釈することは可能だった。とはいえ、私の持っている仕事の役割や家族生活の役割を知っている訓練士はいない。そうなると、未来の困難を予想することは無理があるというわけである。

現実のほとんどの事象は重層的な構造になっているらしい。そして、何かができなくなったことと何かができることの事実を根拠として、脳の重層化された構造を一枚ずつ剝《は》ぎ取るように、自分の境界線を探っていくことができる。境界線上の課題については、練習でボトムアップできるもの、そうでないものを振り分け、現実的に可能か否かを調べることができる。そのとき初めて、ＯＴの技術力が生きるのではないかと思う。

訓練の難易度――危険な上《のぼ》り坂と楽な下《くだ》り坂のどちらをとるか

これも、三十年前の盲ろうの会の話だ。学生の私たちが主催したキャンプで盲ろう者や盲の人たちと山登りをした。行きか帰りは車で迎えに行き、片道だけを歩こうと考えていた。「道もない上り急斜面と、なだらかな道の下り坂と、どっちを選ぶ？」と私はみんなに相談した。

急斜面では盲ろう者にまっとうな通訳もできず、危険である。また、通訳をしている盲の人にも介助が必要になるため、当然、なだらかな道の下り坂を選ぶだろうと私は思っていた。しかし、みんなこぞって上り急斜面を選び、楽しそうに出かけてしまった。人手が足りない分は、ろうの人や弱視の人が介助を引き受けた。「好きなことは、辛くてもできるんだなあ」としみじみ思った。

訓練の辛さも、これと同じかもしれない。絶対にできるようになりたいと思うことには、いくらでも耐えられる。自分ができなければ誰かにしてもらいたいと思えば、とたんにやる気がなくなる。車の運転や、園芸が好きな人のガーデニング、音楽が好きな人の楽器など、好きな人は取り憑《つ》かれたように真剣に励んでいた。辞書を読む修行も私でなかったらできなかったかもしれないし、メールアドレスの入力作業も、架空のメールアドレスでなく、実物であればできたかもしれない。「訓練風の」作業が苦行に感じたならば、「本当にやりたいことは何ですか？」と自分に問うべきだった。自分がやりたいことが何かがわからないのは、論外だ。

「間合い」が意味を決める

リハビリ病院では、毎日の訓練のとき、正式な自分担当の訓練士ではなく、別の人が代行することがあった。これはこれで、ささやかにスリリングな経験だった。「この訓練士さんと気が合うような気がする」と、直感的に思うとき、それは、「ヒント」の間合いで決まっていた。私が、戸惑っていたり、間違えたりしたときに、すぐにヒントを教えようとする人は、ヒントのためにさらに混乱する私に気がついていない。しばらく話しているうちに「ヒント」を出すタイミングが合ってくると、「ああ、この人は私のことをわかっている」と思うのだった。最初から、生来の友人のようにタイミングがよい人もいた。もちろん、すぐに好きになった。

自分の発音が間違ったとき、STから正解を告げられても、自分の回答と比べることが難しい。「もう一度」と言い直しをさせるほうが効果的だ。STから出てくる正解は、「その音なの?」という謎の無意味語であるからだ。いつも担当しているSTは、私が曖昧に出した音をタイミングよく言い直しをさせたり、呆《あき》れるくらい長い間、私から正解が出てくるのを待っていた。自分の出した前の音が残っているうちに、言い直しの音との差を比べなければならない。その間に、別の「音」を入れてはいけない。先生が口の形を示してくれてわかることもあったが、口をはっきりさせると、大きな声で怒鳴られたように感じることがあって、慣れていない相手だとどきどきした。

作業療法中にもOTに対するモヤモヤは時々あって、ローマ字入力で迷っているときも、OTの出すヒントはそんなにうまくなかった。「が」を打つとき、「G《ジー》（ジーエイでない）」とか、「しゅっけつ」を打つとき、「小さい『つ』（エスエッチユウでない）」と言ってくれる人は、稀である。思うままにヒントを言われても、かえって困ってしまう。

しばらく考えているように見えると、慣れないOTはどうしてもヒントを言ってしまいたくなるらしい。私は「ヒントは言わないでください」と言い、一人で考えるほうを好んだ。また、初対面のときにはどこを考えているのか、様子がわかるまでじっと黙っている人もいた。正解にたどりつくと、「どこで迷っていましたか」と、落ち着いて尋ねてくれた。この人はプロだと思った。

会話をするときには、言葉をゆっくりにする必要はなく、言葉を簡単にする必要もなかった。しかし、全体構造がつかめないとなかなか把握できず、もちろん猛烈に話されるとついていけなかった。条件がいくつか入る場合には「三つあります」と言うとよい。時系列の場合には、「こう、こう、こう、だからこう」と言うとよい。「それで・したがって・あるいは」のような接続詞は結構重要である。「幸いなことには・運悪く」のような、末尾が想定できるような副詞は助かる。途中で考えなければいけないときには、疑問文などで「間」をあけて、「そのとおり・なるほど」を補える程度の間が欲しい。自分の考えを論理的に話し、相手が文章の結末を読めるようにするには、こういった「間」が必要なのだ。

言葉がしゃべれなくなった人は、相手の意図を読み解いて、すかさず自分の言葉で話をするのが遅くなっている。後になってから「ああ。こう言えばよかった」と思うことがよくある。夢中になって相手の言葉を聞き、「それは……」と自分の意見が浮かぶけれども、考えをまとめる余裕がないまま、考えている端から相手の次の言葉が出てしまい、意見を言うスキを見失ってしまう。後になってから、周回遅れて意見を言う失語の人を見ると、さもありなんと思う。

その場で泣いたり怒ったり人を諌《いさ》めたりできないのも、思考が遅いからだ。同室の穏やかな失語の人と語り合うことがあった。今後のこと、家族のこと、自分の未来のことを、彼女はとつとつと語った。長い間彼女が胸の内にためてきたことは、私の胸を打った。心優しい彼女は、相手の意図を上回るような秘めた思いについて、仲良しの家族にすら語っていない。むろん、言いたくないと思っているわけでもなく、相手が先回りしてしまうと言うチャンスがないのだ。

その場で返事を求めることを最小限にしてください。後から、質問したり訂正したりできるようにしてください。自分の遅さにイライラしたり、落胆していることもあるので、あたかく待ってください。本当のことが言えるように、最後まで否定しないで耳を傾けてください。

家族という他人——家族は私の求めるものを知っているか

夫は、初回の脳梗塞で私がしゃべれなくなったと嘆いていたときも、それほど悲観していなかった。私が自分の思い通りに意味を操ることができなくても、それなりにしゃべっていたからだ。二回目の脳梗塞でまさにしゃべれなくなってから、彼は困った。私の発声の中で曖昧な音が残ってしまうと、音声入力ソフトのように、彼は間違えて聞き取る。発音のミスや言葉の不足のために、彼との自由な会話は大きく制限された。

母親の話力が物足りないと、家族の日常会話は無味乾燥になる。夫は、いつでも言葉を忘れると私に頼っていたし、私の解説がなければ、子どものたどたどしい会話から意味を読み取ることもできなかった。私は強いて必要ないことを話さなくなっていたから、子どもの話から、「ああ、あれのことね」とわかり、夫に説明しようと思っても、「よく考えてみるとそこまでするほど面白いことでもない、やめておこう」と思って無言でいる。苦労して話しても、苦労の割には面白くしゃべれなかったり、聞き返されたりすると、さらにやる気を失う。そんなわけで、家族の会話は減ってしまった。家族には大して重要な話はしていないし、家族は意外に私のことを知っているわけでもないのだという事実に気づかされてしまった。

一方、家族より長く過ごしていた職場の同僚や上司のほうが、困っていることをはるかによく見抜いてくれる。こちらも言葉を省略することもなく、きちんと話すせいもあるのだろう。家族に見せる自分と仕事の自分は違うかもしれないが、仕事のことを相談するなら、やはり、同僚や上司に話したり、状況を見せたりしたほうが、実際的には役に立つのでないか。夫も、仕事上の私のことは、知らないわけである。

長い入院の間に自分の能力を見つめ、未来のことをずいぶん考えた。「能力がなくてもいいから死なないでくれ」という家族、「少し欠けたところがあってもいいから戻ってきてくれ」という上司、「どれにせよ『じゅん』は『じゅん』である、今までもよく頑張った」という友達。「言語はまだまだ伸びますよ」「けれど、二度と同じ仕事はできません」という医療者。まとめるとそういうことになる。

将来のことを考えるとき、今のところ不確定要素の多い言語能力が課題だった。そして、それでもなお、言語力云々《うんぬん》にかかわらず、次のことを決めるのは、自分自身の仕事だった。家族の意思が私の人生を代弁するとは思えず、従うことで未来を私らしく彩るとは思えなかった。将来のことを決して家族に決めさせないでくださいと言いたい。

あんなにも昔のことばかりが思い出される理由も、おぼろげに理解されてきた。三十年分の仕事が破壊された今、原体験として、自分がしたかったことは何なのかというところに戻ってきているのである。未来を作るパーツは、現在と過去。現在の状況が変わり果てていても、未来からみれば、現在もいっときの過去にすぎない。過去を振り返ってみるようになったのは、未来を見つめ始めたからではないか。縦糸に時間、横糸に人のつながり。縦横無尽に張り巡らされた糸の交点に私は今立っている。

「私は、どこまでできるようになるのでしょうか」と私は担当のＳＴにあらためて問いかけた。彼は、いつも私の仕事のことや役割について話し合っていて、未来を作る重要なパーツの一つになっていた。彼は私の職場の上司あてに、私ができることや困難なことについて手紙を書いてくれた。その手紙のことを上司がどう受け止めたかはわからない。しかし私自身にとっては、自分の仕事への思いを受け止めた彼が、どのように私のことを心配しているかがわかる手紙だった。「この人のためにも無理なことはやめよう」という気になった。冷静で客観的な分析というのは、追求すると、どんなに情緒的な文章よりも愛情があるものなのだ。

「あなたの頭の中の力は、少しも落ちていませんよ」と、彼は自信を持って告げた。私には大きな励みになった。

車の運転免許

自動車の運転免許を持っている人が脳梗塞になったとする。安全な運転に必要な能力を欠いている場合には、運転はできない。しかし、医師の診断書を持参し、運転免許センターで臨時適正検査を受け、公安委員会からのお墨付きをもらえれば、運転は再開できる。医師からもらう診断書は、公安委員会で用意されている特定の書式のもので、「脳梗塞等にかかっているが、発作のおそれの観点からは、運転を控えるべきとはいえない」という内容のものである。医師は、再発のことだけでなく、高次脳機能障害の場合には、瞬時に認識する力、注意力、判断力、集中力などを総合的に判断することになるのだが、何をもってよしとするかは曖昧で、厄介な診断書だ。おそらく、法的に決まった基準はなく、独自の裁量による判断になる。医師は判断材料として、それぞれの施設で推奨される評価基準を採用することになる。

私は、センターのＯＴから、手順についてかなり複数の資料をもらい、説明を受けた。運転に必要な注意機能検査(注36)やドライブシミュレータ(注37)を使用した運転の反応検査をＯＴが担当し、臨床心理士が知能検査で高次脳機能を評価し、眼科で視力や視野の検査をする。担当者がそれぞれの結果を解釈し、実際の運転にどのような影響を与えるか予測し、チーム内の判定会議で合否を決める。合格者はその後、教習所で構内と路上の実車教習を受ける。運転は教習所の教官が見るが、二名のＯＴが後部座席に乗ってビデオを撮り、その患者が運転するとき正しく全方向にわたって注意が行き届いているかどうかについてフィードバックする。最終的には、チームの訓練士たちが議論し、医師が判断する。これはあくまで、私の通ったセンターの仕組みである。検査を行ううちに、患者自身が運転を断念することもあるし、てんかんの発症や脳梗塞の再発で、諦めざるを得ないこともある。最後までたどりつける人は、そんなに大勢いない。

高次脳機能の検査項目についても、試行的な面があった。つまり、どの点を重視すれば効率よく運転の技能を見極めることができるのか、ＯＴたちも探っている最中なのであった。特に、失語症の患者に関しては、問題は漠然としていた。一般の人たちは思うだろう。「失語が運転技能に関連するのか」と。しかし、失った機能は、本人の自覚どおりに「言葉の機能」とは限らない可能性もあった。自身では自覚できない注意力の散漫性や疲労感などである。専門家は、「あらゆる可能性を除去しなければならない」。かといって、できるかぎり除去したとしても、起こる事故は起こるのである。

医師はその人が事故を起こさないかどうかわからないが、障害を受けている部位は代償でき、一般の人と遜色《そんしょく》ない運転ができることを証明しなければならない。とはいえ、元々の運転技術の差もあるのだから、運転の評価と言われてもねぇ……と担当医がつぶやいたが、もっともなことであった。私も、てんかんの子どもにそんな診断書を書く身であったから、うなずかれた。

そんなわけで、視野検査、神経心理学検査、ドライブシミュレーター、実車評価をすべてやることになった。評価の終了までになんと合計二カ月かかる、壮大な計画になってしまった。辛い課題がいくつもあった。そして、何ができて何ができないのかをあからさまに知ることになったのである。

注意力が測れない注意検査に手こずり、視覚情報の処理が遅いことがわかる

作業療法で行われたいくつかの注意力検査について説明しよう。「ト、ドなど、五つの音を読み上げるので、『ト』が聞こえたら指をタップしてください」という問題があった。なんの気もなく始めたが、意外なことに、どれが「ト」なのかまるでわからない。聞こえたのと同じ音を出してみようが、「ト」を発音してマッチングする音を探そうが、無理だった。相手が一

定の速いペースで刻まれる機械音なのも影響があるのかもしれない。娘と英語の勉強をしたときにhas・have・hadが即座にわからないのも同じ理由だった。音を文字にマッチングさせることができないのは、当然、注意力の問題ではなかった。

連続的に読み上げられた一桁の数字を聞き取り、前後の数字を順次暗算で加える問題があった。計算の答えを言いながら、後に出た数を覚え、また次を計算するという負荷を想定している。しかし、「いち」を聞いて「1」をイメージするのが大変で、二つの数をイメージできたところですぐに次の数が来てしまい、計算しているヒマがない。読み上げられた数字を理解するだけで精一杯だった。

「上中下」の漢字がランダムに並んでいて、漢字に惑わされないで、書かれた位置を「上中下」で答える問題があった。「中」という言葉がすぐに言えないために、時間がかかってしまった。

数字を復唱したり逆唱したりする問題では、「いち」を聞いて「1」がイメージできないため、音を丸暗記して、読み上げが終わってからあらためて数字を置き直していた。これだと、チャンク化[注38]したものの対象数が多くなってしまい、六桁、七桁の数なんて、どうしても覚えられない。

失語症ゆえに評価できない注意検査については、評価対象外になった。最終的には失語症の影響の少ない検査のみ、ＯＴが考察を加えて評価した。検査の実施者が検査の意義を正しく理解していないと、「注意障害」と言われてしまいそうなほど、何もできなかった。

続いて知能検査をおこなった。これには三日間もかかった。相当疲れる課題で、運転の何かに関わっているとは思えないものも多かった。

知識や単語や類似、物事の理解などの問題は、発語に問題はあっても正しく答え、今まで蓄積された知識は残っていることを確信した。ただ、できるだけ簡単な文で答えようとしたり、相手がどれぐらいのレベルで答えさせたいと思っているのかがわからないため、前提を飛ばしてしまい、評価項目を満たさなかったことがあった。また難しいことを言おうとすると音の誤りが目立った。

数字の復唱や逆唱は難しいが、作業療法でも似たような検査をしたので、作戦を考えていた。読まれた数字を脳の中のマスに配置し、通り道を覚える方法を試したが、「いち」を聞いて「1」が思い浮かばずうまくいかなかった。音のままで途中の三、四桁から覚えて文字に置き換え、脳の中のマスに配置して、道をたどるようにして逆唱するというようなことをした。数字とかなを小さい順に言う整列問題では、指先に一から十の番号をつけ、聞き取った音を数字にして指を折るなどしてマークし、文字は頭の中の五十音表を使って視覚的に留めた。だんだん問題が難しくなっていくが、むしろ作戦がうまくいくようになって、後半になってから調子よく正答するようになった。「いち」を聞いて「いち」と音を出し、脳イメージに「1」が浮かぶ部分はどうしても省略できない。代償できない点を手厚くカバーしたうえで、それ以外のことをどう省略するかということなのである。

算数問題では、確かに暗算が苦手になったが、計算に苦労するだけで間違えることはなかった。問題では割合や組み合わせなどが出たが、聞き取って、視覚イメージの中で線分図を描いたり、組み合わせを場合分けすれば、最も計算が易《やさ》しい方法で正解が出せた。耳で聞いた数字を正確に文字化することが最も大変だった。考えは言葉にして口に出してみた。そのほうが頭の中で条件がごちゃごちゃしないで済んだ。最後に、視覚イメージ上にある数字を、もう一度音に直して答えを出していた。病気前と比べると手間暇かかる大変な作業であったが、正答できていた。

臨床心理士からは、広範囲で複雑な視覚情報の処理に時間がかかり、タイムアウトしていることが指摘された。リハビリ病院の環境の中では視覚情報の問題は誰からも指摘されていないのに、見たものを充分に読み取れていないとは意外なことだった。視覚情報を「言語化」して入力するときに時間がかかる。気になった情報を「考える」ときに時間がかかる。処理にあたっても、「思考」と「記憶の補助」として言語化することに時間がかかる。時間がかかることの埋め合わせとして、視野を狭めているのかもしれない。視野を狭めたら、見たいものしか見ることができないし、見えたものだけで満足してしまう。

自分では、自らの持っていたあらゆる能力が失われてしまったのではないかと恐れていたが、失われたものもあれば、残っているものもあるらしいと感じた。自己分析は意外に正確だった。

視覚情報の問題は自覚がなく、なんとなく気味悪く感じた。この件は教習所の事件の幕開けだったかもしれぬ。

教習所での実車で大変な騒ぎになる

三方向にテレビの画面がついたドライブシミュレーターで、運転の訓練を始めた。ハンドルを回転させるタイミングと、体の向きと視覚のイメージが実車とは少し違い、二、三度ハンドルを切っただけで酔ってしまい、立って歩けないようなことになった。二度目からは、なんとかうまくいった。

私は一カ月かけてようやく様々な試験を終え、大きな問題もなく判定会議でお墨付きをもらい、実車試験に挑んだ。教習所には、ペーパードライバーのための講習や実技があって、高次脳機能障害者はこの実技にOTと共に参加することになる。

私は以前、通勤に車を利用していたが、運転はそれほど得意ではない。ほどを心得ているために事故もなく優良ドライバーだが、混んだ街中にはあえて行かないし、長距離運転もしない。初心者のときに教習所に通ってから三十年が経っていて、今さら運転を見てもらうのも自信がなく、嫌な気がした。

教官から、実習前の説明で正しい運転方法を教えてもらったとき、右左折のときの指示出しと確認方法が自分とは違っていることに気がつき、疑問を持ったまま実車試験に入った。そして、「見たものがなんだかわからない」、「耳に入る言葉がなんだかわからない」、そんな不思議な世界に突入してしまったのである。

教習所構内というのは、いろんなところに仕掛けがある。曲がり角のすぐ横にまた曲がり角、車の影がはっきり見えるのに「見通しの悪い」交差点、電車なんかないのに「踏切」、どうして停止するのかわからない「一時停止」、道の番号を描いた白や黄色の数字の立て札。一つの視界の中にこれでもかこれでもかと仕掛けが待ち受けている。運転者は風景から課題を読み取り、それに見合った答えを出さなければならない。しかも、その課題は、視界の景色が変わった瞬間に入れ替わり、教官から、「何番を右折してください」「まっすぐ進んでください」のような一言で指示が告げられる。

曲がり角を曲がると、新しい風景が目に入った。私は、視野が変わった瞬間にいくつもの課題を読み取ることに戸惑いを覚えた。道の番号を示す白や黄色の数字の立て札が目に突き刺さり、「数字で指示が出たら、理解できないかも」と気になって、数字の札ばかりを極端に注目するようになった。

新しい道に進んだとたんに、教官が「まっすぐに進みなさい」と言う。まっすぐに進んでいる私には、先の信号二本と道の番号を描いた白や黄色の数字と、前方を行き交う他の車が見え、「まっすぐすすむ」が何を意味しているのかわからない。交差点を恐る恐る通り過ぎながら、

「これは、見通しの悪い交差点だね」と思いつく。それで、確認は何をするんだっけ？　もう、交差点は通り過ぎちゃったよ。教官の強い語調の指摘が耳に飛び込んで痛い。

教官が「ツキアタリで××をしろ」と言うけれど、「つきあたり」ってなんだっけ？　文字を浮かべて考えていたが、結局、停止線があるのに気づかなかった。

教官が「ゴバンの角をまがったら、すぐミギへ」と言う。「ゴバン？　すぐ、っていつのこと？　みぎはどっち？」

数字とひらがなが目の前に飛び交った。「右へ」「左へ」が漢字でイメージされたときだけ意味がわかった。意味がわかった途端に次のアクションを起こさねばならないから、どうしても遅れ遅れになる。一時停止のラインを踏み越えてしまったときに、教官から、「一時停止！」と怒った調子で言われても、それでどうすればいいのかわからない。「進むの？　戻るの？何か言えばいいの？」。困ったまま、黙って停止していた。

教官が指示を出し、指摘も同時にしたが、何を聞いても完全に意味がわからなくなっていた。「失語症ってこういうことなんだ。音が聞こえているのに、意味が理解できない」

私は放心状態になり、運転席で動けなくなった。そんな私を見たＯＴも、後部座席で動揺を隠せなかった。

「教習所で」うまく運転する方法は？

センターに帰ると、私は担当のＳＴにかくかくしかじかと事のありさまを伝えるや否や、眠りに落ちた。目が覚めると、私の訓練士たちは一斉に頭を抱えて悩んでいた。「まさかこんなことになるとは。何がいけなかったのか」。この事態を予測すべきだったと訓練士たちが悩む一方で、みんなを落胆させたことに責任を感じた私は、やはり医師なのであった。一番早く立ち直ったのは、ＳＴだった。

「あなたの中で、音単独で文字に変える力は、本当は非常に弱い。聞こえた音を、持っている語彙力《ごいりょく》やその場の状況に応じて意味のある言葉に変換して、理解を補っている。だから、意味のある言葉になりにくい音が立て続けに並べられると、通じなくなる。失語であっても意味のある言葉に変換しやすいように、教官は多くの言葉を使ってかまわない」こういう画期的なアドバイスをもらった。例えば「そこをまっすぐ行って。突き当たりを左に曲がり、すぐに左に」より、「三〇メートル先を左折し、三メートル先を左折」と言われたほうがわかりやすい。確かにそのとおりだった。

また、仮想の設定のもとで情景の意味を即座に理解するのが難しいのではないか、という指摘もあった。Ｔ字路で大きな道に突き当たれば、一時停止して左右を確認するのは当然のことなのに、どっちが優先とも言えない道幅の道路の先には何もない突き当たりが目前にあって、

「突き当たりを左に」「何番を右に」と言われるのは、「なんのために」という意図がないから意味がわからなくなる。「たぶん実際の場面のほうがうまくいくはずだ」というのだ。

そして、「相手がうまくしゃべっているのを聞くと、教官は相手の失語のことを忘れてしまうから、だんだん配慮に欠けるようになる」。これも、もっともなことだった。

私は、気を取り直して、ＳＴの考察をもとにいくつかの作戦を立てた。

まず、教習所の仮想の設定を覚えればよい。さんざん実車したので、教習所見取り図はだいたい描けた。グーグルマップを利用すれば、「一時停止」「見通しの悪い交差点」「踏切」など、注意を要する場所は確認できることにＯＴが気づいた。

さらに、右折・左折・停止の決まりを確認し、コマ送りで図に示していった。運転のリズムに合わせて一から十拍のコマで、確認、合図、（三秒）目視、寄せ、歩行者確認、右折……など、運転のリズムで間違いなく実行できるように図に表した。一時停止も同様に、停止（二秒）、右、左、発進でコマ割りを作った。そして、そのタイミングの測り方を、バスや友人の車の助手席で何度もイメージしたのである。そうすることによって、始まりのタイミングだけを意識すれば、右折・左折・停止を無意識に実行できるようになった。その他に優先道路や、追い越しの方法など、最終的に九種類の図を作った。先に作った教習所見取り図を見て、運転像をイメージした。

用語を統一するように教官に依頼するかどうかについては悩んだ。教官にいつもと違うことを要求しても、実現しないだろう。例えば、突き当たり・右・左はその用語を使うように、頭の「出入り口付近に」留めておくことにしたが、あとは決めなかった。意味のある言葉に変換しやすくするため、多くの言葉を使ってかまわないと、ＯＴから教官に繰り返しお願いした。番号は使わないほうがいいが、妥協できるアイデアがなかった。最終的には、教官がとても良い方で、先にコースを運転してもらい、道順を覚えることになった。運転に関する指摘は、終わってから総括してくれるように計らってくれた。できる手段は全部打った。

さて、二度目の実車の日を迎えた。教官は、穏やかで落ち着いた男性だった。

教官の計らいで、先に彼の模範運転に同乗することになった。この試乗で、この一週間温めていた私の理想とする運転イメージが間違いのないものであることが確信できた。私は、落ち着いて教習車に乗った。

教官は、模範運転の際に、構内の道の番号を必要な分だけ教えてくれた。すると、私の視界の中では、不要な数字板はたちまち消去され、必要な数字板だけが目に浮かぶようになり、視覚の煩雑さは解消された。そして、道筋、信号、標識などが、見違えるようによく見えるようになった。

教官は、二つ先まで見通して指示を出した。例えば、「右折してクランクに入ります」「左折し坂道を上ります」のように。また、このように具体的な言葉を使うことによって、何を見たがっているのかという意図もはっきりした。教官の「確認」動作を見ていたら、なんのために「確認」するのか意味がわかったため、無駄な確認を減らし視野が広くなった。教官が二つ先の指示出しをすることによって、二つ先のポイントの別の車が何をしているかがわかり、かち合わないように待っていられるようになった。こうして、私が「考える時間」が増えたためにゆとりができ、ミスが減り、その次の行動にも取り組みやすくなった。

教官は、意外なことに言葉数は多かったが、自分が何のために何をしているということをわかりやすい落ち着いた言葉で話してくれた。運転中には運転の指示だけをしてくれたが、意味がわかる言葉を使って話し、「それはどういう意味なの?」と私があたふたすることは全くなかった。

実車は完璧な出来栄えだった。教官の言葉でわからないことは一つもなかった。同じ国の住人になった気がする! 練習によって操作が無意識にできることがある。予習すれば慌てることもない。そうやって、空いた時間を作り、「並行操作」しないこと、「考える時間」を作ることが大切だったのだ。教官は、運転中に指摘はしなかったが、うまくいったとき、「うん」と満足そうにつぶやき、その言葉も励みになった。相手が怒っていたり不機嫌だったりするのも、うまくいかなくなる原因なのかもしれない。

今回は構内だから良いけれど、こんなに「予習」がうまくいって、「予習」できない路上運転は大丈夫なの?と思われるかもしれない。実は、STの予言通りに大丈夫だったのだ。

路上のルートは教えてくれないので、予想されたコースをグーグルマップで研究し、友人の車の助手席に座り、そのルートを走ってもらった。予想問題をいくつか作り、ＯＴと「こんなときにはどうするか」という場面設定をした。こうして注意点を頭に入れてから、二週間後の本番に挑んだ。

今回も教官が地図を見せてからルートを模範運転してくれた。一時停止の標識の場所、カーブミラー、制限速度、停止車両の多いところなどに注目した。曲がるところは、「茶色のビルの先」「セブンの角」というように目印を置いた、いつも街中を走るときにそうしているように。教官が「制限速度で走るって大変なんですね」とつぶやいた。「そうか。路上では制限速度で走らないといけないんだ」と気がついた。メーターを気にすると運転が崩れる気がして、教官の運転で四十キロのエンジン音の回転リズムを頭に入れた、これでスピードメーターをたびたび見ないで済むだろう。教官の運転は正確で、後方の目視などは余裕があってカッコよかった。私は、いいものを見たと思ってホレボレした。自分の運転は完璧ではないが、まああうまくいったと思う。想定外の場面で悩んだら、「あの工事中のところはどう通過しますか」と、教官に図々しく質問したものだった。一手先を読んでいれば、そんなこともできるのだった。

教習所でできなかったこととは何なのか、どうして一週間後にできたのか

初回の実車のときに、どうしてあんなに言葉がわからなくなってしまったのだろう。担当のSTはよく言っていた。「あなたの言葉の障害は、実は見かけよりずっと重いんですよ。軽そうに見えるのは、その場で高速で他のルートを使って問題を解決しているからなんですよ」と。確かに、脳が別の思考に夢中になっていると、言葉の具合は、例えば、発音、単語の想起、発言のまとまり、聞き取り、適切な返答など、極端に悪くなる。聞き取りには、集中力の他に、もともと持っている自分自身の語彙力と、意味からトップダウンされた類推力で補わないと、ダメなのだ。

視野に入った視覚情報を把握する力も、やはり弱くなっているかもしれない。見たものを文字化し、論理的に答えを出すのが遅いから、「あっちが優先。だから、私は、ここで一時停止する」と、余裕を持って決めることができない。「見るのが遅い」のか「考えるのが遅い」のかはっきりしない。トータルな意味で、「認識するスピードは、今までよりはるかに遅い」と思うのである。

それなのに、たった一週間の努力でできるようになったというのは一体どういうことか。根本的なところは治ったはずはない。となると、見るものを予測し、考えずに自動的に答えに行き着くようにすることによって聞き取りに集中できるようになり、問題解決が図れるように

なったということだ。路上教習に出ても、もう崩れることはなかった。「教習所のほうが、路上よりも視覚情報が多い」とは、不可解なことである。私の解釈によると、こういうことである。「新しいことを体験する」とき、見るべきもの一つ一つの負荷を事前に予測することが難しいため、成り行きを想定することは困難だ。なぜなら、失語症になった私は、行き止まりルートをたくさん持った迷路の中で、常に出口を探しているからだ。いったん出口を見つけてしまえば、近道を見つけ出すことも容易になるし、訓練士のアドバイスも的確になるだろう。だから、物事の難易度の問題ではなく個別的な情報のない新しいことのほうが予測が難しいのだ。

これからも、「何々ができない」という問題は山ほど起こることだろうと、想像できた。「これはどうしてもできない」と思い知らされる場面は、評価の際にもいくらでもあった。しかし、私の能力が限りあるものであっても、現実的な不可能と可能の間に、「工夫すれば結構できる」余地がかなりありそうなのである。無理かもしれないと最初から決める必要はないではないか。足りないところは何なのか。それは、練習によってボトムアップできるのか、複数課題の並行操作がいけないのか、予習や後回しで解決できないか、あるいは、誰かの助けや機械の力を借りればなんとかなるのか。過去の自分と同じことは残念ながらできないと思うが、できることはまだまだあるような気がした。

ところで、疑問に思っていることがある。失敗した運転と成功した運転について、教官の指示には、言葉として差があったのだろうか。ビデオを撮っていたOTによると、「言葉の内容自体は特に変わらない」という驚くべき見解だった。「確かに、運転中に教官の言葉は少なかった。運転中には最低限の指示だけにし、指摘を運転後にしたことが効果的だった」。私は、「私がわかるように話してくれる人だ」と感激していたのに！

会話の中の「言葉」の占める割合は一五％ほどで、あとは言葉外の情報――表情、タイミング、ジェスチャーなど――と言われている。「私がわかるように話してくれる人だ」と好意を持ったのは、私が「ここを考えています」というときに相手がタイミングよく言葉をくれ、私に考える時間をくれたことだった。言葉の使い方も適切だったと思うが、それについては見解に差があった。教官は、私が何がわからないのか見抜いたのではないかと思うが、気のせいだろうか。ぜひ、本人に聞いてみたい。

退院後どうするか

一般の日常生活では、リハビリはゴールに達していた。当たり障りのないことを慎重にしゃべれば、他人には失語があるとはわからなかった。あえて難しいことをしゃべったり、人前で字を書きさえしなければよかった。しかし、医師は難しいことを話したり、字を書いたりするのが仕事で、それを避けるわけにはいかなかった。作業スピード、広い視野、課題遂行などで私の能力は落ちていたが、職場でどのようなレベルの問題が起こるかは誰にも把握できなかった。

あの自動車教習所での困難、そして初回梗塞後すぐの再発を考えれば、自分が気づかないところに潜んでいる問題があった。だから、すぐに復帰しようとは、もう思わなかった。安全なレベルがどれぐらいという決まりがあるわけではない。しかし、今出ていくのは無理と自分が思うなら、それは「無理」なのだろう。あの時も「これは無理」と思わなかったわけではなく、「この程度の無理はいつものこと、仕方がない」という、いつもの感覚で動いてしまっただけなのだ。家族や同僚もそれを知っていた。だから、発病より再発のときのほうが、いっそう周囲の人たちの悲しみが深かった。「一カ月で出ていくのは危険と、強く引きとめればよかったんじゃないか」「最後の金曜に夕方まで働いたから再発したのではないか」と、それぞれの心に悔いを残すことになったのである。

ドクターエイド[注39]のスタッフは、初回の発病後、ほぼ私に付き添って診療をサポートしてくれた。彼女は大変おとなしいので何も語らないが、きっと胸を痛めていたにちがいない。数人でお見舞いに来ても後ろでそっと控えていて、祈るような目で私を見つめていた。「私が仕事に戻るまでに、優秀な人には、他科への異動の話があるかもしれないね」と話を振ると、「いいえ。私はここを動きませんから」と、彼女にしては驚くほど力強く言った。

リハビリ入院中、私は、毎月、上司と小児科外来あてに、便箋一枚にも足りない手紙を書き送っていた。内容は、私がどんなことができなくなったのか、どんな訓練をしているかということだった。今にして思えば、小学校低学年並みの文章だったが、必死だった。私がどうなったかみんな知りたがったが、一人一人に手紙を書くことはおろか、言葉でいちいち症状を説明することもできなかった。それでも、復活を目指して頑張っていることを伝えたかった。特にドクターエイドの彼女が、私の病状をどう捉えているかが気がかりだった。私が医師の活動を再開したら、どんなふうに私のことを手伝えるのだろうと、彼女は心に描いて手紙を読んだにちがいなかった。

上司たちの悲しみも同じだった。私が勤めた十五年の年月には、体調の不具合や家族の悩みで辛い任務をこなせないことは何度もあった。私に欠けた面があるのは上司も覚悟のこと。私がいなくなってからも、回復を待ちながら、みんな黙々と耐えていた。家族同然の慈しみがそこにあり、私はそれに、心から感謝していた。

「元の姿のまま、みんなの目の前に帰りたい」。彼らを前にすると、そう思った。そんなことは無理に決まっているのだが、ほとんど元通りになって、もう一度職場に戻れれば、みんなの気持ちは癒えるだろう。そうしたうえで、私がどうしても働けないのであれば、去るしかないとしても。

どうすれば、職場に復帰することができるだろうか。答えを持っている人はいなかった。発病から時間が経てば、自然回復して医師に戻れるとは思えなかった。経験則は生きているにしても、後から積み上げた知識は、再度覚え直して引き上げ、最近の知識も加えて、実際レベルまで勉強と実技をやり直さないといけないのである。育休後に復帰プログラムを作らねばならないほど、しばらく休んでいた医師の知識は使いものにならない。

医師の「社会生活」は病院でしかできないが、ある程度医師として使える見込みがなければ、いきなり現場に入り込んでいくのは難しかった。しかし、研修医や学生さんもそれぞれの立場で実習して医療を行っているわけで、経験が損なわれていない自分には何か方法はあるようにも思えた。

また、働くからには、ある程度長い時間病院内に籠《こも》っていなければならない。初回梗塞後の異様な疲れが脳裏に蘇ってきた。単に「過ごすこと」だけでそんなに疲れるのでは働けない。その疲れ具合も職場でしか計れない。疲れへの耐性は、どうやって養われるのか。家庭生活の中で訓練する方法はあるのか。

ＯＴから、退院後のプログラムについて一つ提案があった。県の障害者職業センター(注40)という施設がある。就職準備のために、一カ月から三カ月間、就職準備支援を行うところである。作業支援やコミュニケーションスキルの訓練を行い、就労可能かどうか決めたり、会社での面接に付き合ってくれたりする。過渡的な対応策だが、出勤扱いになることから、就業までの時間を稼ぐためには良いのではないか、と思っていた。

しかし、あの教習所の忌まわしい出来事がきっかけになって、私の中でこの案は流れた。見守られる環境をこのままいくら続けても、病院に復帰はできないだろう。職業センターは、心や体に病気を抱えた人が、自分の仕事との関わりを考え、今の自分にとって足りないことを見つけ、職場の条件を整えていくことを職員が世話してくれるシステムだ。しかし、今の私にとっては、そこで得られるものは何もないのではないか、と思ったのである。

社会のコミュニケーションスキルに慣れるには、習い事をするとか、受験生の親として学校を訪問するなどのほうが、よほどためになるように思えた。それは、医師の話術の練習という目的にも適っていた。教習所の出来事のようなことがまた起こるかもしれないという不安もあった。しかし、慣れない場で、現実レベルの、わかりやすいとは言えない言葉を聞き取りながら、知らない人とやりとりして、自分の言語環境に負荷をかけていくほうが、むしろいいのかもしれない。自分で適当な場所を作って、飛び出してみよう。

このことに気がつくと、だんだん目の前が明るくなってきた。

「そうだ。そうしたかったんだ」

同時に、実用的でない訓練に、大分嫌気が差している自分にも気がついた。近々自立しなければならないのに、見守られて保護される環境がなんだか疎ましく思えた。入院当初から自身の考え事も紙に書き、一つずつ言葉にして、丁寧に訓練士に伝えていたが、「もう、そろそろ何も聞かないでください」と、なんとなく彼らを遠ざけるような感覚が湧いてきた。いわば、思春期の青年のような感情である。発病当時のように幼児のように見守られ安心していた自分は消え失せた。

自動車運転の評価が済み、医師の診断書が出て、免許センターを訪れた。晴れて、車は運転できるようになり、職場に行く足が確保された。この一カ月間に考えていた自宅療養の計画も、実行可能になってきた。退院を決心するまでもなく、状況が整ったところを見計らって、二月十二日、リハビリ入院は幕を下ろすように終了した。

ただ、職場の復帰に向けた話し合いは、まだだった。能力の回復だけでなく、職場へ行く「足」と「時間」がないと、話をしに行くこともできない。そして、どんな制度があるかもまるで知らない。私は、何も知らない事務サイドから「いつから働けますか？」と言われるのを恐れた。相手と議論になったときになすすべもないことは、容易に想像できたのである。

病気に母親を奪われた子どもたち

私は、入院して半年間、家にいるようないないような生活だった。夫も子どもも自分なりに頑張り、私も可能なかぎり見守っていたが、母親が半年不在だった家庭が何もかも順調にいっていたとは言えない。小さな息子は病院に来て甘えたり、度々メールで勉強の進捗状況を報告して、褒められたい気持ちでいっぱいなのは、わかりやすかった。しかし、むしろ問題は高校生の娘のほうに起こったのである。私の中では家庭のことは仕事以上に重要な問題だったので、このことにも触れておこうと思う。

彼女は、母親がいなくても一人で頑張ろうと、自分の弁当も用意したり、朝早くからの部活や夜遅くまでの勉強に淡々と励んでいた。朝早く夜遅いために、私の生活リズムとは食い違い、触れあうチャンスがなかった。そして、私の退院の直後だっただろうか、彼女はベッドで死んだように眠りこけてしまい、学校に行けなくなってしまった。

以前から彼女は高校の勉強についていくのが大変だったうえ、吹奏楽部のパートリーダーとしての負担も重く、いつも日々のタスクの多さに溺《おぼ》れかけていた。時間をかければいろんなことを必ずやり遂げる根性はあったが、高校二年にもなると、限られた時間でやり遂げるには限界があった。私と夫は、彼女の勉強面のことはかなり手伝っていたのだが、最初の脳梗塞の前にいろいろと事件があり、私の負担も限界に達していた。私が病気になったとき、彼女は自分のせいで母親が死んでしまうのではないかと苦しんでいたのである。

もちろん、彼女が原因ではなかったし、そうした自責の念も私はよく理解していた。幼い子どもは、母を事故で亡くしても、「あの時に自分が○○したから」といつまでも自分のせいにするというではないか。だから、私の側の原因をいろいろ挙げて、彼女の不安を取り除き、一人で頑張りすぎないように配慮していたが、それだけで母の不在が埋められるものでもないのだ。

どうやら、彼女の苦しみの原因は、部活内の人間関係のようだった。彼女は悪夢にうなされて大声をあげたり、寝ながら大粒の涙で頬を濡らしたりしていた。私は学校の先生と電話で話ができるほど回復していなかったので、家で途方にくれるばかりだった。

体調が悪いだけではないかと病院で検査をしたが、異常はなかった。「やっぱり心なのか」と胸がふさがる思いがした。「先生に会いに行こうか」と声をかけると、彼女は素直に応じ、制服を着た。電車、バスに揺られて一時間。ポツポツと簡単な会話をした。子どもといえども、高校生になった子の心配事に親が何か対処できるわけではない。そのうえ、私はまだ充分にしゃべれない。でも、学校や先生への抗議を申し立てようとする彼女を、親が後ろから見守って、言いたいことをすべて言うことができるように支えれば、彼女は気力や勇気をとりもどすかもしれない。

信頼できる先生に、彼女は自分の気持ちを話した。先生も彼女の状態に理解は示し、よく学校に来てくれたと労いはしたが、君に対して特別なことはできない、自分なりに頑張ってくれとはっきり言われた。私は、先生の立場ではそれで仕方のないことだと思い、こんな状態にまで追い詰められた彼女が、勇気を振り絞って自分の思いを告白したことに安堵《あんど》した。詳しい内容は私に関係することではないから省略する。

翌日から、彼女は学校に行くようになった。バス停まで送っていって陸橋の上から眺めていると、何度も振り向いて私の姿を見ていた。お風呂は嫌だなと億劫《おっくう》がる彼女と、久しぶりにお風呂に入った。「狭い湯船に体育座りで一緒に入るとお弁当のおかずみたいだね」と言うと、笑顔を見せた。夜はやっぱりまだ悪い夢を見ているようで、私の隣で手をつないで眠った。一緒に寝ると、たわいもない話にまじって、時々真相に迫る話をした。彼女がいつも誰からも嫌われたくないと感じていて、思いがけずに人から悪意を浴びる言動に出合った場合に、どうしようもなく脆《もろ》いことを私は突き止めた。いつも朗らかで鷹揚《おうよう》な娘が初めて見せた弱点だった。

私は言い続けた。「自分がしようとすることを言葉にしなさい。自分のいちばん良いと思うやり方でやりなさい。人に受け入れられなくてもかまわない。あなたが正しい」

抑うつ的になって、すべて自分が悪いと思い込んでいた娘だったが、だんだん元の明るさを取り戻してきた。大きな騒ぎはその後起こらなかった。「一人で行けるよ」とバスに一人で乗るようになった。そのうち自分の部屋で寝るようになり、部活にも復帰した。

子どもたちは、一年後にそれぞれに入試を控えていた。「どこに行っても安心」とは決して言えない彼らの性格を思うと、適切な学校に入れてやりたかった。親が亡くなっても一生頼りになる学校に入れておきたいと思うようになった。

一緒に勉強することも再開したが、以前のように私が何でも答えられるわけではない。それでも、教科書を音読したり、質問したり、答え合わせをしたり、一緒に調べたりするようなたわいのないことを、彼らは喜んだ。私が入院している間に、彼らは一人で勉強ができるようになっていた。長い時間の勉強にも耐えられるようになり、アドバイスがあれば、長期的なスケジュールも立てられるようになっていた。

「ママがまたしゃべれなくなっても」という言葉は口に出すことも嫌がったため聞かれなかったが、しゃべれなかった母親が何を言おうとしているかを憶測した経験を踏まえて、頭の中で私が言いそうなことを思い出す「脳内ママ」という言葉が流行《はや》った。「脳内ママ」に自分の心の中で問いかければ、実在のママは、いてもいなくてもそれほど問題ない。「脳内ママ」は、結局のところ、彼らの自分自身であるからなのだ。それは、飛躍的に成長した彼らの姿だった。

「二人と勉強するのも、もうこれで最後になるだろう」と思うと、いつも一緒に勉強した日々のことが感慨深かった。入学試験までの一年間、私が最大限見通せるかぎりの将来を描いて、今まで以上に二人の子どもたちに心を砕こうと決めた。

第五章　復帰への道程（1）

——再生

当たり前のことだが、訓練生活と日常生活には、相当な隔たりがある。そして、ある程度の結果を予想している自分でさえも、想定外の自分の反応に驚くことがある。それ自体が、脳の不思議の一環であり、神経学を学ぶ者たちの興味であり、訓練の応用編の始まりである。意識的に、自分に経験を積ませ、代償の機能を発見することができれば、もしかしたら私は何らかの形で新しい自分になっていくことができるだろう。その道の先に何があるかは、未知数だった。しかし、最終的に職場に復帰できるかどうかは、結果を見てから考えればよいことだと思った。

もともと一人で計画し勉強するのは嫌いでなかった。参考になる意見を言ってくれる人や本がいくらかあればいい。田舎にいて受験勉強も一人でしたし、ロールモデルのいない環境の中で、学位を取り、母業と医師の道をどう成り立たせるか、一人で考えてきた。そんな私が、自分の訓練プログラムを作るのは、そんなに無理なことではなかったのだ。

失語の症状が私の症状とは異なり、期待する将来像がそれぞれ違う他人にとっては、私がどんな訓練をしたのかは参考にならないかもしれない。しかし、自分の実力を底上げする訓練とは、今まで勉強や技術を学ぶときにしてきた方法や、子どもたちの勉強の弱点を補うために取ってきた方法に、どれも似通っているという印象もあった。再生過程の自分の中で何が起こっていたかということを中心に、うまくいったこと、うまくいかなかったことについて、記録してみる。

退院後のトレーニング

言語トレーニングは、オーソドックスな音読中心で、自分にとって価値あるものを

ＳＴ（言語聴覚士）の勧めに従って、四種類のトレーニングメニューを作った。音読、書き写し、聞き取り、逆《さか》さま言葉などである。

第一に、愛用の少年少女日本文学全集[16]からの音読。小川未明、夏目漱石、宮沢賢治、山本周五郎、中島敦などの小説を教材とした。さし絵が綺麗で、漢字にふりがなが付いていて、難語には意味や解説や図が書いてあるという優れもの。言語治療室に一セットあってもよいかもしれない。好きな作家でも音読にふさわしくない素材もあるが、この全集は音読にとても良かった。欠点は、短編ばかり読んでいるとだんだん次の教材を探すのが大変になって、音読よりも本を探すほうに時間がかかってしまうことである。また、本が大きいので持ち歩きにかさばる。小川の童話や山本の短編など、気に入ったものは何回も読んだが、さすがに飽きてきた。

次第に携帯の便利さから電子書籍を利用するようになり、大江健三郎、梶井基次郎、夏目漱

石、源氏物語（与謝野晶子訳）などを読むようになった。梶井の短編や、漱石の『夢十夜』は何度も読み返したが、こういうのを名文というのだろう。黙読では味わえない魅力がある。源氏物語五十四帖は奥が深い。しかも、これを読んでいるかぎり、教材に困ることはないのが嬉しい。

結局好きな本を読めばよいというのが、私の結論だ。ただ、毎日少しずつ読むためには、先を一刻も早く知りたくなってしまう話や、数ページ読んでも一向に面白くない話はダメである。また、黙読するより音読のほうが文が際立つ教材を見つけると得した気分になる。

また、本を読んでいる途中に、過去にこの作家を勧めてくれた人のことが彷彿《ほうふつ》とされることがあった。山本周五郎は、盲ろう者と引き合わせてくれた教授のお薦めだった。三十年以上も前のこと、彼は、山本のこんな言葉を紹介し、僕自身の信念でもあるんですよ、と恥ずかしそうに笑った。

「私はもっと多数の人と共に生活し、共通のことで苦しみ悩み、そのなかで生きる希望を探求してゆきたい。私のもっとも恐れることは、机上で仕事をすることである」。教授はもう、故人であるが、彼の生きざまが生々しく思い出される。

第二に、難しい文章の書き写し。パスカルの『パンセ小品集』[17]、『〈わたし〉はどこにあるのか』[18]という神経心理学の講義集、中山元の『フロイト入門』[19]、この三冊を写した。一日十五分ほどではたいした量は写せない。しかし、読み上げながら写し、自分の文字に置き換わった文を黙読した瞬間、意味が見えることがある。自分にとって意味の豊かな文章では、この作業はやりがいがあると言ってよいだろう。

書き写する本を探しているとき、本棚の後ろの列に、古びたパスカルの『パンセ小品集』がひっそり佇《たたず》んでいるのを見つけた。奥付を見ると、「1992．1．13」と書かれてある。その字を見た瞬間、私はハッとした。

当時、私は将来のことを考えて苦しみの中にいた。なんのきっかけだったか、兄のように慕っていた友人が、何か一つお願いを叶えてくれるという。

「私のために本を選んでください」

そう言って本屋に連れていってもらい、買ったものだった。彼の座右の書だと言われた。その紫の表紙を胸に抱えて、私は寂しさを紛らわすように微笑《ほほえ》んだ。結局、当時の私の心には届かず、その本は眠ったままになっていた。

そんなところで私を待っていたのか。

＊＊＊

私の一生の短い期間が、その前と後との永遠のなかに〈一日で過ぎて行く客の思い出〉のように呑《の》み込まれ、私の占めているところばかりか、私の見るかぎりのところでも小さなこの空間が、私の知らない、そして私を知らない無限に広い空間の中に沈められているのを考えめぐらすと、私があそこでなくてここにいることに恐れと驚きとを感じる。なぜなら、あそこでなくてここ、あの時でなくて現在の時に、なぜいなくてはならないのかという理由は全くないからである。だれが私をこの点に置いたのだろう。だれの命令とだれの処置とによって、この所とこの時とが私にあてがわれたのだろう。

（『パンセ小品集』[20]より）

＊＊＊

本を読んだり写したりするとき、私は、忘れていた言葉を思い出そうとして、また文章の本当の意味が知りたくて、何度も瞑想《めいそう》した。言葉を思い出すということは、その言葉を最初に聞き覚えた過去の体験や書物を、エピソードもろとも海馬[注41]から引き出してくるようなことである。多くの出来事が脳裏に蘇り、昔に出会った人たちの夢もしばしば見た。忘れていたものは、素敵な思い出というよりは痛ましいことが多かった。私は淡い痛みを感じながら、そっとその追憶を海馬に戻した。

第三に、聞き取ったものを書く練習。福娘童話集の「きょうの小話」というサイト[8]では、一

～三分ぐらいの江戸小話を講談師が音読してくれる。本文の文字表示も出るので、自分がどのように聞いているかをチェックすることも可能だ。

第四に、逆さま言葉の練習。「ちびむすドリル」という幼児向けのひらがな練習サイト[21]を使った。イラストを見て、逆さまに言う。この訓練は、自分が言った答えが正解なのかどうかわからないために、長くは続けられなかった。イラストに字が書いていない適切なサイトも他に見つけられなかった。

のちに、発声教室の先生から学んだ練習法もメニューに加わった。

日々の生活訓練については言語との関連を問わずに

五つの習い事を始めた。バレエ、発声教室、文章教室、ゴスペル、手芸である。いかにも言語的であるものから、そうでないものまである。リハビリ病院と同じ、運動・言語・作業療法に見合ったトレーニングメニューを作ってしまおうと考えたわけだ。

まず第一に、毎日出かける場所を決め、人が集まる場で長時間耐えられるようになることが最大の目的だ。第二に、あまり聞いたことがないようなことを身ぶりや言葉で伝えられて理解し、一般的なスピードで反応することだ。発声・文章教室・ゴスペルは言語訓練として始めたが、それ以外は、子どもの頃に習ったものを選ぶことにした。退院後の一、二カ月の間に、教室やカルチャーセンターを訪問し、順次体制を整えていったのである。

まず、バレエのレッスンで気がついた。やはり右手の動きがぎこちない。左右で同じ動作をしているつもりでも、右だけ指が伸びていたり、方向が間違っていたりする。頭から手足に指令が行くのが遅い。バレエのポジションで立つと、それだけで右の手にも足にも感覚の麻痺があることがわかった。両腕の外側が柔らかな円を描く感覚が、右側だけ何も感じられず頼りない。足の裏が地面に接した感覚が、右側だけ遠くに感じて、体重を支えていないようだ。思わず、私は触っても感じない大切な右足を撫《な》でた。左脳の言語領域には触れることはできないが、きっと、これと同じぐらい悪いのだ。右足を撫でながら、心の中で言語領域を慈しんだ。

発声教室はカルチャーセンターで偶然見つけた。指導者は八十三歳の元アナウンサー。ヨガと気功の技法をとり入れた独特のボイストレーニングをする先生だ。地面に足をつけ、(注42)丹田《たんでん》を意識し、深い発声をする。足を踏み込み、体幹を意識するトレーニングは、バレエで(注43)プリエをするときと同じである。体を作ってから声を出すと、喉を意識しない深い発声になって、驚くほど声が変わる。既定の文字の発音に囚われない発声は気持ちがいい。今、どれほど緊張して言葉を出していることか！

加えて、口腔筋《こうくうきん》訓練と発音練習をする。舌や口唇の動きの訓練をしてみると、ふだん口の動きがどんなにおろそかになっているかに気づく。発音練習においても、無意識な会話では、いつしか母音の音が曖昧《あいまい》になっていることに、やはり気づくのである。

レッスンの後半は、自分の朗読を録音して、先生と一緒に聞きながら、どうすれば聞きやすくなるかという工夫を教わる。例えば、「同じ母音が続くとき、二番目、三番目の滑舌が悪くなるので、『あやまって』は『あやまって』（○○○って）のように、二番目の母音を意識的にはっきり読むとよい。母音をはっきりさせるには、母音だけを取り上げて『あ、あ、あ、っえ』のように読み上げると、うまく読めるようになる」。このような発声の極意は言語訓練では教わらない。アナウンサー流の発声法である。すべてが私の話法に応用できるということではないが、読み方のコツを教えてもらうと、「この文は読みにくいな」と思うときに練習方法を工夫できた。そうして読めるようになったフレーズは、音を間違えることがなくなった。練習によって、舌や唇の通り道を記憶するような感じがある。

続いて、カルチャーセンターで、元新聞記者の文章講座を見つけた。私は、病気になった自分の文章が正しいかどうか自信が持てなかったので、自分の文章を見てもらおうと思ったのだ。教室では、自分が書いた文章を読み、四人の受講生と話し合い、先生から講評をもらった。私の発言のタイミングは少し遅く、他の人の発言と被ってしまったり、言いそびれてしまったりすることがあった。タイミングよく自分の意見を言うにはどうすればいいかと、いつも試行錯誤していた。

文の表現が曖昧だと指摘があるところは、自分でそう思うところと、そう思わないところがあった。一つの理由は、メンバーが一般人の中高年層であり、彼らにわかるようにするには、表現を変えたほうがいい場合があるのだ。そんなとき、こっちがダメならこれでどう？という選択肢が私の中に少ない。きっと言葉が豊かだったときには、幾通りもの表現の中から、最善のものを選んでいたのではないだろうか。失語症になって、たまたま脳に焼き付いてしまった言葉へのどうしようもない拘《こだわ》りもあり、「この言葉を使わなくては」と思ってしまう。今は、「強制的な拘り」からは抜け出すことができたので、違う言葉もじっと考えれば浮かんでくるようになった。文を書き換える練習は、脳内の語彙《ごい》を豊かにしてくれる。

もう一つの理由は、主語や修飾語を減らして、最短コースで思っていることを書こうとしてしまっていること。自分にはわかっているからといって省略しているが、もう少し説明を加えたほうがいいだろうと思うところが多くある。おそらく、きちんとした文章が書けていたころには、わーっと自分の立場で書いたあとに、「読み手の立場で」見直して、「こう読めてしまうかもしれない」という曖昧な部分を推敲していたのではないか。客観性に欠けるところは、推論の苦手さと通じるかもしれない。

さて、習い事で失敗に終わったのは、ゴスペルだった。先生の英語の歌詞を聞き取って真似はできるが、一人では二度と歌えない。曲なしに、先生と英語の発音練習をやっても、「かなでふりがな」を付けられないことが問題になった。歌を録音してみたものの釈然としない。先生の口の形がはっきりするような動画のほうが良かったかもしれないが、そんな道具を持っていなかったし、大勢の前で変わったことをするのも気が引けた。楽譜を見たときの音感は抜け落ちていた。「あの音！」と思っても、その「音」を出す手がかりがない。よそのパートのとき、先生の口を見ながら「口の形」を覚え、自分のパートのとき「曲」を覚えて、先生の口が目の前にあれば、かろうじてなんとかなったが、ちっとも楽しくなかった。最終的には歌いながら踊るので、踊りに気を取られていると口を見るのが遅くなって、実用的ではなかった。ゴスペルは三カ月で辞めた。

細々と続けたものは、手芸や刺繍《ししゅう》である。昔からの友達で詩人でもある友人は、手芸が得意で、先生役を買って出てくれた。彼女からクロスステッチや和紙の箱作りなどを習った。手を動かしながら、友達や家族のことをしゃべったり、次の作品を考えたりした。立体や模様の構成や色あわせを考えるのは右脳にちがいないが、いつも左脳を酷使しているせいか、なんとなく気が紛れる。

「詩人が手仕事を慰めにするのは合理的なことなんだね」と、私が思いつきを漏らすと、刺繍する詩人は、いたく感心していた。

左脳の機能を失って、変わったこと

記憶の弱さがあるとして、これは生活の何に影響するのか

ものを覚えることとは、ものを脳の記憶装置に入力することで、「覚えているものは取り出せる」と当たり前のように思っていた。しかし、そう単純なことではないことがわかってきた。記憶の入り口が狭くなっても、記憶の貯蔵が悪くなっても、記憶の取り出し口が狭くなっていても、ものは思い出せない。記憶の出し入れに時間がかかるだけでも、ものは覚えにくくなって、記憶量も減ってしまう。脳梗塞になってから、新しいことを覚えることの難しさについては自覚があった。では、今まで覚えていたことの貯蔵はどうなったのか。取り出し口が狭くなって引き出すことができないと、覚えているのかどうか自分でもわからないのであった。発語ができないだけでなく、頭によみがえってくる記憶も、遅かったり曖昧だったりする。ネットの暗証番号のように、きっかけがあれば、過去の記憶は想起することができるようではあった。医学の知識はどうなってしまったのだろうか。自分の出来具合に確信はなかった。日常的な例から順番にあげてみよう。

第一に、冷蔵庫の食材で一週間のメニューを立てようとする。冷蔵庫と冷凍庫を開けて、残った肉や野菜を見る。「豚肉、鶏肉、ひき肉、味噌漬け肉、ささみ、ブロッコリー、人参、キャベツ、舞茸、ジャガイモ、玉ねぎ……」、メニューのアイデアが浮かぶ。「一日目はグラタン。冷凍シーフードを買おう。二日目は味噌漬け肉と野菜炒め。ピーマンを買おう。あとの残ったお肉は何だったかな」と、また冷蔵庫を見にいく。「三日目は鶏肉とズッキーニの炒め物。ズッキーニを買おう」。こうやって主菜、副菜を決めて、足りないものをリストにしていく。「シーフード」「ズッキーニ」の綴《つづ》りを考えていると、冷蔵庫の中身をどんどん忘れてしまうので、何度も台所を行ったり来たりする。今までは記憶力の良さで一度冷蔵庫を見るだけで、材料の名前もメニューも浮かんで、いっぺんに済ませていたのに……。

第二に、夕飯の支度をしているときに、子どもに教材のお金を持たせなければ、体操服に名前を縫いつけなければ、子どもが休みのときに新しい靴を買わなくては、と思いついたりする。母親にはこういうたわいもない雑務が多いが、調理に集中していると、思いつきをなかなか覚えていられない。今まではいくつか思い出すとまとめてメモを書いて冷蔵庫に貼りつけていた。今は思いついたはじからメモを書くしかないが、メモを書くということのハードルが高いので、何度も忘れ、何度も思い出し、結局やりそこねるという悪循環にはまっている。気にしなければよいのだが、「また、忘れちゃったな」と後悔してばかりいると、心理的によろしくない。

第三に、忘れ物が多くなった。忘れ物をしないために、私たちが何をしているかというと、次の予定を想像して「あれとあれが必要でしょう？」と言語化しているのである。私は、言語化して思いついたことをするのを忘れるだけでなく、言語化することそのものが減っていると感じた。「文章教室のときは、筆箱と、事前に渡されている他の生徒さんの作文の入ったファイルを持って」「バレエ教室に行くときには、ウォームアップ用の練習着と飲み物とお釣りのない月謝を持って」。こうやって想像すればカバンに持ち物を入れるのは簡単なのに、行く間際に充分な想定もなしに慌てふためいて準備して電車に飛び乗ると、電車の回数券を持っていなかったり、家の鍵を置いてきてしまったりするのである。文に書いてみると、持ち物にも修飾語が多いのに驚く。言語化するときに、「あれのあれしたあれ」と思うから、負担が重く感じられるのかもしれない。何もかもきちんと用意している人は、前々から相当言語化してシミュレーションしているにちがいない。

遠出のときも要注意だ。「駅で降りたら、あれをしよう」と思ったら、本を読んだりおしゃべりしたりせずにずっと考えていないと忘れてしまう。視覚イメージにして保存したり、道順をイメージして記憶したりするとある程度の記憶はとっておけるが、別のイメージが入ってしまった途端に消えてしまうのだ。

第四に、話す内容がないときに、挨拶《あいさつ》がてらたわいもない会話をすることが苦手になった。なんとなく見覚えのある人に挨拶されて、「誰だろう。子どもの友達のお母さんか、患者さんか、看護師さんか」と名前を思い出していると、他の記憶は吹っ飛んでいる。道で知人に会うこともあり、「何か世話になって、お礼を言うことはなかったか。この人との共通の話題はなかったか」と、頭の中で過去の履歴をたぐっていると、何も言うことが見つからず、挨拶ぐらいで黙ってしまう。院長とか教授とか、世話になっているが、ふだん馴染《なじ》みがないような人への対応も難しい。とっさにつつがなく礼を尽くすのは気の利いた言葉あってのものだし、相手が先に話しかけてくれても思うように返答できない。答えてしまってから、「そんなふうに言わなければよかった」と何度も悔やんだ。もともと人付き合いは苦手だったので、失語のせいではないのかもしれない。しかし、話す内容がないときにあれこれ考え、言葉を思い出せなくて神経を使い、そのうえで相手の受け取り方を推測するのは、特に苦痛を感じるようになった。そんなときには、発音のことまで気がまわらず、とても発音が悪くなった。近しくない人と話すときには、聞き返されると困ると思って、下手な発音で話すのがいっそう嫌だった。

第五に、推論が苦手になった。在宅療養になったときの自主トレーニングをどうしたらよいのか考えていた。車を使えるようになるのか、訓練施設を使うのか、習い事の場合は、費用がどれぐらいかかるか、欠席のときの振替ができるのか、仕事が始まっても続けられるかどうか、私の障害に対する相手の反応はどうか、調べたいことがたくさんあった。これらを一つ一つ調査して採用しないものを取り除き、費用や時間割を調べ、週単位の日程を調整し、数パターンのプランを組んでみた。これらを紙に書かずに頭の中だけで考え切ることはできなかった。わずかな変更を加えるときでも、途中で思いついたことを最後まで覚えていられず、予定を書き直している途中で何を書こうとしているのか、わからなくなった。前提条件やそれを却下した理由も含めて書き残し、新しい予定を新たに書き加えるしかなかった。

子どもの中学入試の計画では、日程を紙に書きまくった。合格、不合格のパターンを全部紙に書いてやるべきことを決めた。自分と夫、子どもの行動まですべて想定したので、紙は膨大な量になった。しかも、間違いも多かったのでたびたび直し、結果が出たらやる作業だけ残した紙を作り直した。やらない作業が残してあると間違いが多くなりそうだから、視覚的に確認できるようにして何度も見直すのがポイントだ。正しくやろうとするなら、いちいち推論しないですべてを紙で残しておけばよい。

ものを覚えるために、自分の中には「リピート機能」のようなモノがあると思っている。一般の人がみんなそうなのかどうか知る方法はないのだが。私が以前から使っていた方法は、プランを立てたら、頭の中で次々と場面を思い浮かべ、「これをやる、だからこれが必要、もしこうなったらこうする、ああなったらああする」というふうに想像し、思い出すたびに反芻《はんすう》し、次の出来事を予想し、定着させる機能である。プラン全体を見渡して、「問題点は三つある」とか、「こうなったら対応を変えよう」とポイントを絞っておくと忘れにくい。これがあるからこそ、あらかじめ準備を整え、物事にすばやく反応することができる。ところが、この自分の中のリピート機能が遅くなっていて、うまく反芻できず、全体像を忘れやすくなっている。

リピート機能の不甲斐《ふがい》なさと同じように、推論の機能が弱くなった。いくつかの場合を想定し、それぞれ最後はこうなるからこれが最善と、うまく決めることができない。仮定を覚えていられなかったり、次の条件を覚えていられなかったりして、なかなか結論までたどり着かない。結論までたどり着かないとより忘れやすいのだ。

何かを考えるときには、入試の計画を立てたように、仮定を減らし、いちいち推論しなくて済むようにし、思考を手元に書き残して、忘れてもかまわないようにしたらいいと思う。それができれば、覚えていることに神経を使わずに、次の思考に進むことができ、思い出したいときには再びそれを見ればいい。ある程度文章が書けるようになった頃からこれを実行できるようになり、記憶にかかる負担は激減した。私は、記録ノートに次々と、問題点、情報、推定したこと、考えなどを書き込んだ。ノートは脳外の記憶装置と化し、いつでも持ち歩き、ノートを忘れると考える気もなくなるほどだった。

日常生活のような、単純な決まり切った事柄のときには、ルーティーンのリストを使っていた。思いついたことは、箇条書きにしてリスト化していた。時々見直して、短期の目標と長期の目標に分けて、情報や調べたいことを書いておいた。間違えやすい言葉については、時々考察を加え、理由について仮説を立てていた。そしてこのノートを何度も読み直した。

記録ノートに書き込む作業は、「覚えられない、リピート機能がうまくいかない」という嘆きを緩和した。そんなに努力しないでも書けるようになってきたからできたのだと思うのだが、書くこと考えることを省略せず繰り返せば、個々の情報は充分に記憶の内に留められるようになり、結論も引き出せるようになった。ものを想起したり、推論したりするにも、練習が必要だったのである。これまでも、物事は「記憶」できないのではなかった。情報を処理する過程で、情報が薄れてしまったり考えがまわらなくなってしまったりするだけなのだ。落ち着いて一つ一つ考えれば、なんでもないことなのに。

情報はたくさんあるのに、散乱しやすくなっていて、能動的に選択したり、統合したりする機能が落ちている。いっぺんに脳の作業できる範囲が小さくなっている。いわゆる「ワーキングメモリーの障害」のことだ。知識としては知っていたが、失語症の「ワーキングメモリー」とは、何なのか。後々ずっと考える羽目になるので、この話は、後で述べる。

言語・視覚的な情報が多いとき、どれに注目してよいのかわからない

職場の飲み会に誘われた。十人あまりの仲間が参加し、私のお見舞いも兼ねて行われた。夕食を取りながら二時間ほどであったが、大勢の人の中にいると、とても疲れてヘトヘトになった。あっちこっちの話題に耳を傾けたり、自分の返事を考えたり、誰がいるのかを探りを入れたり、あの人とこの話をしないといけないなと思い出したりするが、タイミングを逃してしまったりする。当たり前だが、人数が多いほど、言語的にも視覚的も情報が非常に多くなってしまう。人の話を聴きながら、隣の会話が耳に入り、かと思うと「次の飲み物は何にします

か」と問われ、「隣の人の食べ物にも注意しないといけないんだ」と思いつく。「あれ？　あの人と何をしゃべろうとしたんだっけ？」。もう、だめ。知っている人が誰一人いないところに行きたい。私は途中で挫折し、黙々と食べているだけになった。それでも、人の会話が飛び交うだけで、気になって無心にはなれない。この日の会は早めに退散した。

リハビリ病院は、とても静かな環境だ。先生とは個別指導が中心で、静かに笑ったりしゃべったりする。仲間と話すにしても、せいぜい三人ぐらい。郊外の山に建っていて余分な騒音はない。室内の装飾も簡素で際立ったものはない。この中で、過剰な情報から守られていたのだった。

数人の医師としゃべっているとき、ある意見に対し、この話題で返答しようと思っているのだが、少しタイミングが遅いらしく、次の人と発言が重なってしまうことがある。私の病気はわかっているのでみんなが譲ってくれるのだが、発言者の意見に対し、返答を促すわずかな隙間に入っていけないようだ。

知らないおばさんに親切にされ、赤ちゃんと心が通じあえる、他人との境界線の謎

ある日、雨が降っているのに傘をさしていなかった。反対側から歩いてきたおばさんが、す

れ違いざま、「まぁ雨が降っているのに大丈夫かしら」と親切に傘をさしかけてくれた。あなたとは反対方向に行くのだからと恐縮し、「大丈夫ですよ、すぐそこなので」と走っていった。電車に置き傘があったのに面倒だからとささないと、このように人に迷惑をかけてしまう。感覚の麻痺がある右手にものを持つのは、よほど集中していないと落としてしまうので、避けるようにしている。傘など余分なものを持たないように苦心しているのに、この始末だ。電車の中でも、服のボタンがずれているとか、忘れ物があるだとか、親切そうなおばさんからチェックを受けることが妙に多い。

町なかを歩いていて、道を聞かれることがとても多くなった。もともとその傾向はあったのだが、今や、一心不乱に本を読んでいる電車の中とか、会員証をしまおうとしているホテルのロビーでもそうである。「右手に持ったものはきちんとしまっておかないと……」と、立ち止まって慎重にカバンにしまい込んでいると、すぐに誰かが近寄ってきて何か尋ねられる。「本を読んでいなくて暇そうな人もいるし、ホテルのボーイさんもたくさんいるのに。私には話しかけやすい雰囲気が漂っているのかなあ。困っているのなら手伝ってあげたいけれど、今は正しくしゃべれないから、知らない人とお話ししたくないのに」。こんな気持ちで拙《つたな》く答えている。

これと似た現象なのか、乳児健診で赤ちゃんと通じやすくなった。言葉を話さない四カ月の赤ちゃんが、泣く意味がなんとなくわかる。「抱っこがご希望ね」と話しかけると不思議と泣きやみ、「寝ているのに触ってごめんね」と謝ると、赤ちゃんが「うん」とわかったようにうなずいたりする。看護師が驚いて、しばらく話題になった。

職場のスタッフで、うつで苦しんでいる人や、家族に困難があり悩んでいる人を見かけると、悩ましいオーラがその場を包み込んでいて、近づかずにはいられない。「どうしたの」と尋ねると、悩みの空気がパンッと弾けたように、自然と抱き合ってしまう。良いことがあってルンルンしている人も近づいてくる。話したいことがありそうな気配が、私を敏感に引き寄せるのだ。

日常生活では、怒っている人を見るのが怖い。焦っている人に巻き込まれたように自分が焦ってくるのが怖い。居間で家族が見ているテレビの声が聞こえると、「こんな夜中になぜ大笑いしているのか」となんとなく不安になったり、イライラしたりする。それから、大きな音が怖い。主人公をひどい目にあわせるドラマが怖い。相手の怒りや不満などとげとげしいものが、言葉や態度に備わっていると、そのトゲが自分の身に刺さるようだ。その結果、私の中では何も考えられなくなってしまう。周囲の空気に合わせて心が乱れる。

私は、医師という職業柄、他人との心の境界線の取り方は優れたほうだと思っていた。人に共感しても引きずられない程度に客観性を保つことができた。どんなに緊急事態で周りが焦っていても、自分のペースを保つことはできたはずなのに、病気になってから、自分の領域は絶えず揺れ動き、基盤が不安定な感じがする。幼い子が迷子になったように。それは、たった一人で国際学会に乗り込んでいって、英語で発表したときのあの不安定さだ。言葉の不安定さは心に影響する。

心理学用語では、他人との心の境界線（バウンダリー）という考えがある。「個人」の概念がしっかりしてくると、自然と自分の領域を持つようになり、人と距離が徐々にあいていって、適度な関係を保つようになる。

話される言葉の聞き取りが曖昧になったからだと思うが、言葉の「意味」を決める相手の心が、私の心の中に反響する。それは、相手への共感力を高め、聞き取りを確実にするが、一方で、相手が言いもしない言葉を表してみたり、私の心が何も考えないように強い力で巻き込もうとしたりする。

これと同じことを感じる機会があった。本を読んでいるときに、著者や主人公の心が私の中に飛び込んでくるような気がすることがある。『流れる星は生きている』[22]（藤原てい）、『自省録』[23]（マルクス・アウレーリウス）、前述の『おじいさんのランプ』[7]（新美南吉）。本の内容が心に入り込んでくるあまりに、金縛りにあったように身動きができなくなるのだ。

「結論を言え！」――曖昧な状況の中で、文脈を追いながら、相手の意図をつかむのが苦手

ある日、娘の塾に軽食を届けるかどうか迷っていた。話し合った末、私は「持ってきてもらうのは悪いから何とかするよ」と彼女の意図を読み、届けないことにした。彼女は「お弁当届けるね」と会話を読み取った。果たして、朝持っていくはずの食材が冷蔵庫に残されていた。私は忘れたのだと思った。娘から「あれ、届けてくれないの？」というメールが来た。

こういう例は夫ともあった。「お弁当のおかずの用意がしてないよ」と、朝言われたらしい。「適当にやっといて」と言った気がする。自分ではどうしても起きられず、起きる気もなかった。「君がやるって言うからやらなかったのに、結局起きてこなかった」と夫に文句を言われた。

家族の中では、多少言葉が足りないことがあったり、言ったら喧嘩《けんか》の原因になりそうなことは言わないことが多いから、どうやら行き違いが生じているようだ。相手が言わなかったことについて、自分の中で意味を加えてしまって取り違えているような感じもする。

長女と行った大学のオープンキャンパスで先生と面談した。「学科試験では、どれぐらいの人が落ちますか。学科の最低合格点は何点くらいですか」と尋ねると、先生はその質問には答えず、「定員に足りていなくても相応のレベルに達していなければ落ちることがある。三桁の人が落ちることもあるし、ほとんど落ちないこともある。保育学科志望の人たちはなかなか手がたくて……推薦のほうに流れていく」。三桁とは何人？　手がたくてどうするの？　先生は質問の答えなのかどうか、どんどん別の話をするのだが、それがどういう意図なのかがよくわからない。質問に、「はい」「いいえ」「わかりません」とはっきり答えないで、類推してくださいねというようなニュアンスの解答をされたとき、「それで結局どうなのよ」と言いたくなる。相手の意図が見えない場合は、言葉は聞き取れているはずなのに、言葉の意味がわからなくて困るのだ。

最大の問題点――ワーキングメモリー（作業記憶）が落ちるとは

ワーキングメモリーとは、「理解、学習、推論など認知的課題の遂行中に情報を一時的に保持し操作するためのシステム」[24]のこと。短期的な記憶の保持だけでなく、能動的な情報操作の意味合いがある。私の言語障害や数字障害のことを考えるとき、複数の内容を同時に心にとめるのが難しくなったと言うと、「ワーキングメモリーが落ちた」とまことしやかに解釈されるのが、どうも気になっていた。それが本質的な問題ならば、私の能動的な情報操作を行う機能も損なわれていることになるのだろうか。この問題は非常に難しいので、私の力で議論できるとは思えないが、やってみることにする。

認知心理学的には、ワーキングメモリーは三つのコンポーネントから構成されている。音韻ループは聴覚的な情報の維持や操作、視空間スケッチパットは視空間的な情報の維持や操作を担当している。中央実行系は、適切な情報に注意を向けさせ、瑣末《さまつ》な行動を抑制し、下位認知プロセス間の調整をするとされている。三つのコンポーネントには、それぞれ容量があり、高次脳機能や選択的注意機能（妨害となる情報への注意を抑制する）が容量の個人差に作用する。

脳梗塞発症時、言葉を忘れた以外の問題は、確かにあった。考えるのが遅い、推論が苦手、見たものを理解するのも遅い。たくさんのことを同時にできない。特に、言葉や数字や思考が関わると、操作不能になった。これは、「ワーキングメモリーの低下」と一般に言われることである。しかし、私は失語症である。聴覚的な情報、つまり言葉や数字や思考については、同時性云々《うんぬん》を言う前にそもそも機能が低下していた。視空間情報の操作については低下していないのではないかと思うが、結論は出ておらず、中央実行系が認知プロセス間を調整する機能が低下しているかどうかについては、言葉の受け渡しが遅いために、検査の実行性に問題があった。

失語症の人のワーキングメモリー単独の機能をどうしたら調べることができるのだろうか。また、この機能だけを特化して訓練することはできるのか。自分の経験の範疇《はんちゅう》から具体的に考えてみる。

「考えるのが遅くなった」と感じていた。その理由は、「頭の中でしゃべるのが遅いから」

【検証その二】

ルーチンワークの生活動作のような「考える必要のないこと、言葉がいらないもの」は、問題なく覚えていられる。作り方をよく知っている料理をしながら、風呂を沸かしたり、洗濯したり、洗濯物を取り込んだり、別の作業を次々とこなせる。もしかしたら、台所、風呂、洗面所、物干し台など頭に浮かんだマップの上を、視覚的に誘導して作業しているのかもしれない。

調理のときにレシピを参照していると、スピードが落ちる。夕食の準備のとき、同時に明日のお弁当のおかずを一緒に作ろうと思うと、スピードが落ちる。調理中に、子どもが言葉の意味を質問してきたり、明日の予定を尋ねたりすると、作業にも質問の返事にも集中できなくなる。副菜の品数が多くて手順が複雑になると何を作ろうとしていたのか忘れてしまうし、調理と関係がない課題を考え始めると、頭の中がパニックに陥ってしまう。作ろうと思っていた料理を忘れるなら、冷蔵庫の白板に書けばいいが、わざわざ文字化するのは面倒でたまらない。調理と関係ない課題を考えるには、作業の手を止めるしかない。しかも、問題を一度音読して意識を切り替えるようにして思考に集中しないと、「早くご飯を作らなくてはいけないのに」とよこしまな考えが浮かんでしまい、なかなか切り替えられなかった。

【検証その二】

未決定事項が多い場合は、次の条件に進むたびに「そうであれば」「そうでなければ」と推論が多くなって、考えるたびに思考能力を浪費する。

「この学校行事は出席したほうがいいかな。パパが代わってくれるかな。でも今、機嫌が悪いから言えない」「プールが始まるから、水着を出してみないと。去年の水着のサイズは合うかな。本人がいないと確認できないね」

せっかく考えたのに、結論が「今はできない」だとがっかりだ。また思い出さないといけないんだね、とため息をつく。そして記録ノートへ保存する。「これは書かないと考えられない。でも、細かいことになるといちいち書いてもいられない……」。言葉は口にしていないのに、頭の中で「しゃべるのが遅い」と思うことがある！

不思議なことに、漢字やひらがなの単語の想起がよくなり、言葉も速くしゃべれるようになると、複雑な手順を考えるのが面倒でなくなってきた。作業手順を文字化して頭に置けるようになったり、要領よく遂行する作戦を考えたり、その作戦に従って文を覚えたり、手順を考えながら白板にメモを残したり、目に見えないところで多くの文が動いている。単語が思い出せないときにハッとするので、目に見えないところで動いている文に気がつくのである。そう、もっと言葉が思い出せないときには、思考が止まっていた！　そして、言葉を声に出したときにかかるスピードや、脳内イメージに文字を視覚化したときのスピードが、思考のスピードを左右しているかのようにも思われた。もちろん、思考を記録ノートへ保存する場合も、字を想起するスピードは思考速度に関係していた。

失語症で損失した機能を代償するためのワーキングメモリーの消費

自分の中で自覚した認知の特性について述べてみよう。

言語面では、

⑴言葉での情報が入りづらく、情報の一つずつを音や文字で覚えていられない。そのため、単に音を保持するための目的で、メモリー容量の大部分が占められてしまう。

⑵語を想起する力も悪くなって、自己との対話、つまり「内なる言語」も文章化されにくい。そのため、思考の言語化の面でも効率が悪く、処理や思考に充《あ》てられる純粋な容量が減ってしまう。

認知面では、

⑶視覚的な周囲の状況を見極めて自分の頭に入れ込むという作業の滞《とどこお》りがみられ、視覚情報のインプットが遅くなっている。知能検査の際に感じたが、絵だから絵として覚えるのではなく、「水さしに水が入っているから、水が流れ出るだろう」「三角形が上、右、下、左

に回っている。だから、『上』の次は右」。このように、視覚情報もかなり文章化している。一方、言語で覚えられない「像」が視空間ゾーンの方に流れ込んでいる。計算は視覚イメージの中で行い、書字も字幕化されて視覚イメージで行っている。そのため、言語イメージの補助目的で視覚的メモリーが占められてしまう。

しかも、

(4)言語、視覚情報のいずれも、推論し、結果を予想し、結論を反芻して、記憶の上に定着させなければならない。しかし、推論、思考、仮定、結論には莫大な「内なる言語」が必要で、結果を反芻するにも「内なる言語」が必要になる。

(5)今言った言語情報を、結論にたどり着くまで、全部覚えていないといけない。

ワーキングメモリーの機能を要素の単なる「保持」のために使用することが多くなり、要素の「処理」に配分することが減ってしまう。要素がたくさんあると、もうすでに、「覚えていられない」。また、文字化の難しさや素材の親密度によっては、要素の処理への配分がますます減ってしまう。すべての段階での時間経過の長期化は、「覚えられなさ」の減衰を加速する。

(1)から(3)まではすべて失語症で低下する。(4)、(5)も結果的には失語症で低下する。では、ワーキングメモリーの低下とは、「メモリーの容量の問題なのか（スペースの広さ）」、あるいは、「メモリーを消費しやすくなっているそれぞれの事象の配分の問題なのか（スペースの使い勝手）」。

あらためて自分の経験から、失語が軽快して何が改善し何が残ったのかという疑問に答えてみよう。

情報の各々を音や文字で覚えていられるようになって、脳の情報の出し入れのスピードが速くなった。字を想起するときに、いちいちしりとり式やローマ字式を使っていた方略の大部分が消えて、無意識下に自動的に行われるようになった。そうなってくると、文字化のスピードが上がり、推論に使う領域が増え、次第によく考えられるようになった。字を思い出すところで複雑な方略を駆使している痕跡はあるが、無意識下のことである。そして結論まで達すれば、それを記録して途中を消去できるので、リセットして次を考えられる。つまり、文字化するエネルギーを推論に使うエネルギーに振り分け、推論に使うエネルギーを次の思考に振り分けられるようになり、結論も思い出せるようになった。問題点をリストアップして、一つずつ質問を形にして答えを出し、記録ノートに書き込んでいけば、たくさんのことを推論できた。ノートにマインドマップを作ってみた。書けば書くほど、繰り返し見て考えるほど、ノートは記憶の一部分のようになって、思考に貢献してくれた。論理を意識的に文章化しないと推論できないとは、手間がかかることだ。けれど、「考えることができない」と嘆いていたときよりも、格段に思考力はアップした。

容量が減少した機能を、別の機能で補完すれば、全体の力を埋めあわせることができる。また、容量が増えてくれれば、補完の手間が省けた分で、全体の機能の能力アップにつなげることができる。これは、中央実行系の機能をマニュアルでやっているようなものではないか。

ワーキングメモリーは、どこに？

ワーキングメモリーとは、脳の中に特別な主座のある機能なのだろうか。私は中央実行系の存在というものが一般的な単機能であるという考えには納得できない。その中に、限界のある容量を焦点化させる能力、注意を切り替える能力、注意を分割する能力が論じられる。私の言語機能が著しく低下した時期にその過程に問題はあったことは認めるが、働き自体に機能低下があったかどうか確証はない。

私の脳は、失語で音を保持できなくなっていても、聴覚情報を視覚的イメージに置き換え、活動していた。計算の能力、思考の関係する情報を維持できないことも、視覚的イメージに置き換えて視空間的な貯蔵システムによって対応していた。言葉の貯蔵システムである音韻ループが使えないから、やむを得ずそうしたのである。これらは、限界のある容量を焦点化させる能力を駆使していると言えないだろうか。練習によって上達した技を、無意識化することによって、思考や推論に注意を向けていくことは、注意を分割する能力が生きているからとは言えないだろうか。

ある情報は視覚情報から引き出し、ある情報は長期記憶の中から引き出し、あるものは細分化した情報を紙上に書き込んで、多数の操作が可能になった。そうして、活動性が上がり、思考が自由になり、結果を考察できるようになった。容量は充分でなく、スピードも遅いが、だんだん目的を達することができるようになった。言葉の貯蔵システムである音韻ループが「限界」だから、他の機能を駆使して目的を達することができるようになるのは、ワーキングメモリーの中央実行系の本来の役割に一致する。

さらに、その機能が複数の力の総合力だとして、左脳梗塞の私の脳の中にあっても失われていないもの、それはどこにあるのか。私の考えでは、高次脳機能を司るいくつかのシステムや注意機能のシステムの中の傷んでいないところが、新しいシステムを形成しているのではないか。

高次脳機能障害患者の中で起こったワーキングメモリー低下の問題とは、今まであったシステムの中での機能不全状態を指し、「スペース容量の減少」ではなく、「メモリーを消費するそれぞれの事象によるスペースの使い勝手の不具合」であるという方向に私の考えは傾いている。複数の課題の下に位置するさらに複数の無意識的な事象があって、それが自動化されて意識に上らなくなるような機能の「豊富さ」が、スペースの使い勝手をよくし、スペースを自由に使えるようにさせるのだ。それらを統合する仕組みは変わってはいないが、物理的に配分を変更したために混乱を余儀なくされている。

ワーキングメモリーの全体の機能をみる検査はあるだろう。あるニーズに応じた課題をこなすために、メモリーを喰《く》うそれぞれの事象を練習することによって、下位の配分を軽くし、上位の配分に振り分ければ、ある課題をうまく練習することは可能だろう。しかし、練習がワーキングメモリーの総容量を増やしているとは思えない。

脳梗塞になったとき、「私の内部の完成した自己がある」と自分を表現した。しかし、もしかしたら、どこまで傷んでも「自己」は「自己」なのではないかと思えてくる。どの自己が思考し、私の新たなシステムを作ろうとしているのか最後までわからなかった。それを失ってはいないことを知ったのみであった。

訓練施設と社会の狭間

ペースの遅さと疲れやすさ

習い事やリハビリや受験生の母親としての生活が着々と進んでいった。生活の中でかなり気になったのは、書くことの遅さや話すことの拙さではない。それは、時間を使うこと、考えることに対する自分のペースの遅さや、なんでもない一日であっても感じてしまう疲れやすさだった。

家事とか着替えなど、単純な作業が予想した時間に終わらない。書類の読み書きが遅いため、子どもたちが持ってくる学校や塾の書類の確認も、ちっとも終わらない。他人から思いがけない言葉がかかると「え？」と戸惑ってしまい、答えるのに手間取る。「書くだけじゃなく、すべてにわたってペースが遅いということだ」と思い知った。

朝のほうが元気で、夜になると調子が悪かった。やらなければならないことが終わっていないまま夜になってしまうと、焦ってイライラした。そして、イライラが募ると失敗が増えて、また焦りを生む。「ルーチンの予定は、朝にやろう」と決めた。夕方になったら一日は店じまいである。それでも、子どもの用事は夜に集中して発生する。

外出時、支度するのになんとなく時間がかかった。必要な物を持ち、時間に間に合うように配慮しながら、いくつかの用事を順番にこなすことにも苦労した。頭の中で自分が動く姿を想像しながら、言葉が浮かび、計算が浮かび……。ここで、言葉や計算に戸惑っていたら、思いつきさえ忘れてしまう。操作が速くないと、記憶にも不利なのだ。思考を言語化するのが遅いうえ、記憶力も低下しているので、行動を序列化できず、意味もなく右往左往していたのだろう。

私は、思い切って腕時計を二分進めた。電車の出発時間を覚えるのをやめ、家を出る時刻だけを覚えることにした。発車時刻の八分前に出発しようと決めたら、「九時四十八分出発」と半端な数で出発時間を決める。あえて十分前に出ようと繰り上げることはしない。そんなことをすると、「実は五十六分の電車だったよね」と堂々巡りの元になるからだ。

書くことは、実用性がないのではと思うほど、ものすごく遅かった。だが、そのことは周知事項だったから、たくさん時間を使えばたくさんのことが書けるという現状に満足して、道が遠くてもうろたえなかった。そして、「考えることは全部書く」という勢いで、ノートに自分の考えを書き留めては思考を整理していた。また、コンピューターの音声入力ソフトを使い、短時間にたくさんの文章を作ることにも挑戦するようになった。紙のカレンダーに手書きの予定を書いていたが、しばらく諦めていたコンピューターのスケジュール表にも書き込み始めた。予定はたくさんあったが、スケジュール管理がうまくいったので、間違えることはなかった。週初めに週間予定を見て、朝に今日の予定を見て、視覚化したスケジュールを頭に入れていた。

リハビリ病院を退院して、自分の時間が自由に取れるようになって、気持ちはなんだかすっきりした。しかし、自由であっても、自分自身に向上心がなければ、訓練をしたり人と交際をしたりする機会が減るために、症状が悪くなる人がいるそうである。自分が決めたトレーニングが軌道に乗って、退院後にも言語力の低下がないことがわかり、次に進むことにした。書く量や考える量は、日々増えていった。

リハビリ出勤——何ができるのかを知るために

職場の理解があり、徐々に仕事を再開することが認められた。就業上の定められた規則はなかったので、上司と相談のうえ、二時間を週二回から始めて、三時間を週三回、半日を週四回、三分の二日を週四回、三分の二日を週五回、そしてフルタイムへと増やしていった。フルタイムで働けるようになるまで一年かかった。

乳児健診や発達フォローは、手技上は問題なかった。ドクターエイドに付いてもらってカルテ記録や書類を記載した。言葉の発音にはまだ自信がなかったので、発音が難しい用語は徹底して練習するか、そもそも使わないように気をつけていた。そのせいか問題は目立たなかった。

予防接種では、医師が確認しなければならない項目が複数ある。注意深く数人やってみて、計算力の落ちた自分でも簡単に計算できるように、数枚の早見板を準備した。計算の負担が減ると、余裕が生まれ、気づきも増え、発語もスムーズになる。定型の作業が決まってくれば、患者の入室前に予習できることがほとんどで、患者本人の前では余計なことに注意が削がれることはなくなった。

続いて、病棟担当医に付き添って回診を始めた。カルテの記載や、点滴や検査オーダーなどの診療を見直した。書くことは致命的に遅かったし、英語の綴りも忘れて書けない単語もかなりあった。常用単語を入力できるセットに多くの用語を取り込んで手軽に書けるように工夫したり、教科書やインターネットで調べて、正しい用語を確認しながら、カルテを記載した。難しい患者を診るときは、何度も取り忘れた所見を埋めるために、病室を訪れた。

病院事務局に頼んで、カルテ入力のための音声入力ソフトの導入を検討してもらったが、費用や実用性の問題でうまくいかなかった。そのため、私が外来に出るときには、専属のドクターエイドが付いてくれた。こうして、神経外来の患者の診察を一部再開するようになった。初対面でない患者の場合は、予習さえ入念に行っていれば、診療や会話は苦にならなかった。神経に関する治療の相談や脳波の判定は、ほとんど元どおりの力があると思えたが、忘れたものを引っ張り出してくるような感覚があって、再度勉強する必要がありそうだった。私の強みになっている分野では力を出せることがあると思うと、働き始めることに自信が出てきた。ただ、患者さんと難しい話をするのは自信が持てず、主治医にアドバイスして見守るだけで、自分自身が患者さんに長く話をすることはなかった。

しかし、書くのも考えるのも遅かっただけでなく、しばらく病院にいるだけで身の隅々まで疲れてしまう。疲れが溜まると、発音がグズグズになり、文字も正しく割り出せなくなる。以前のように疲れて寝てしまうことはなかったが、病院とは「いる」だけで疲れるものなのだと実感した。今はまったりしていても、突然緊張した場面が訪れる。飛び込んできた他人の意図を瞬時に判断し、適切な処置を施さねばならない。限られた時間に、様々な思惑が交錯《こうさく》する。その子の病状に合わせて、自分に何かできるか、できないかにかかわらず、現場にいるだけで極度の緊張にさらされる。それに耐えかねて席をはずすこともあった。友人の神経内科医が、私の復帰の始めに私にかけた言葉、「現場に体を慣らしなさい」とはこういうことだったのだ。

この時期に焦って勤務時間を増やしたり、緊張感に耐えられなくなったとき無理してそこにいたりしないでよかった。再発の忌まわしい記憶が、「疲れも症状とする」と自分に呼びかけ、身を制していた。おそらく、現場に慣れることは時間がかかることなのだ。私は、読み書き能力の向上に集中して力を注ぎ、淡々と変化を待っていた。ふだんの訓練を怠ると、てきめんに字が書けなくなるのは、不甲斐《ふがい》ないことだった。こんなことでは、勤務時間を増やしても、実務は頭打ちになるにちがいない。

夏ごろになると、変化の兆しが見えてきた。リハビリ病院を退院する前ぐらいからコンピューター入力の際に出ていた脳内イメージの中の「字幕機能」が、だんだん見えなくなってきたのである。代わりに心の中で読み上げた音が、かなり自動的に入力できるようになった。正しい文字がうまく出せない言葉だけ、読み上げて音にしてみたり、字幕を部分的に使ったりしていた。字を書くために便宜的に使っていた措置はどんどん消え、意識に上らなくなったが、本当に消えたわけではなく、水面下で活動している形跡はあった。

コンピューターの音声入力ソフトも、だんだん使うのが億劫《おっくう》になってきた。話し言葉で書くときには、機械で文字化してもうまく変換されるので都合がいいが、医学用語を使うときには変換がうまくいかないので、一字一句随時変換できるほうが、思考を妨げないのである。次第に、どの文章でも、心に合う言葉を使うには、やっぱり随時変換のほうがいいと思うようになった。

言葉が書けるようになると同時に、記憶が良くなり、推論機能も良くなってきた。広く言葉を覚えていられるようになり、結論だけ頭に残しておけるようになった。八月ごろから、記録ノートにも書き取らないことが増え、ノートの持ち運びはやめてしまった。

第六章　復帰への道程（２）

――新しい自分になっていく

九月二十二日を迎えた。この日は再発で言葉を失ってから一年にあたる。今でも、右腕に触れても触れた感触はないし、音が文字として判別できるようになったわけでもなかった。それでも一冊の本の草稿を書き上げた。未熟な代償機能があちらこちらの穴を埋めてまわり、かろうじて脳が指令した任務を遂行できる自分を作っていた。

結局何が残ったかというと

秋から冬ごろの状態を説明してみよう。私の脳内イメージの中の「字幕機能」は、表に目立つところには見えなくなった。すぐに文字がわからないときだけ、無意味な音階から一拍分の音を読み上げて文字化することはよくある。これがうまくいかない場合は、「くださいますように」「しまいまして」のようなカナや「びしゅっけつ」の「しゅっ」が字幕式に見えたり、薬に使われる「ゲ」や「ド」をしりとり式に思い出すことも未だにある。これが出るかどうかは、疲れとか、体調の悪さとか、日々の練習がうまくいっているかどうかにもかかっている。仕事でも家庭でもコンピューター入力ばかりするようになったため、送り仮名の問題は減った。手書きでの送り仮名の間違いは目視で直せるようになった。自信がなければ、送り仮名をスマホで調べることもある。

スマホでの入力は五十音式なので、かえって難しくなってしまい、ほとんど音声入力をしている。「しょう」は「しょ＋う」であり、「し＋よ＋う」に分けるのは、もう、私には無理なのである。

医学用語は、字面だけを視覚的に覚えていることは少ないので、一拍分を唱えて、音からかな文字を一語ずつ置き直していることが多い。文字が浮かばないような、音だけで覚えているカタカナを一音ずつ発音して文字にするときには、かなり時間がかかり、綴《つづ》りが合っているかどうか、見てもわからない。薬の処方の場合は、先頭の三文字を正しく入力すれば薬剤の候補が表れるので、困りはしない。英文字の略語を書くときには、「シーティーアールエックス」など音がはっきりわかっていれば、英語一音ずつ区切って文字化できるものの、案外これは難しく、どの言葉でもできるというわけではない。「メチルプレドニゾロン」と省略しない形を思い出してから、「ｍＰＳＬ」を思い出したほうがいいときもある。ただ、どの方法でも大変である。スマホや本で調べた単語を小さい手帳に書き留めることがある。これは、再び見るためではなく、視覚的に頭に焼きつけるためである。

手書きの書類書きは、漢字・かなの書き違いが多くて人前で書くのが忍びない。役所で自宅のマンション名を書くときに、一文字ずつ声に出していると、係の人が手伝ってくれそうになるぐらいである。ちょっとしたメモを取るのもしんどい。正しく書くためには、一文字ずつ声に出して書くか、一度脳内イメージで熟語の文字イメージを確認してから、「書き写すように」書く。固有名詞はコンピューターなどで実際に書いてみて、まさに「写す」。他人が見たらなんと思うだろう。脳のイメージは人には見えないから、「ゆっくり書く人だな」と思われるだろう。

会計で、「一万六千五百九十四円（1万6594円）」と言われて、自分の計算では、1万5千円＋αのつもりで準備してあったためにうろたえた。支払いを2万円＋αに変更してお釣りをもらおうと思ったが、端数を覚えていない。結局、請求書を見せてもらった。一度に覚えられる音はそんなに多くはない。使った情報は直ちに消去されてしまうので、一度間違いが起こると、リカバーできないことがある。

話し言葉のことで、「失語では？」と思われることは、たぶんもうないだろう。ゆっくり話す人だな、吃《ども》りがあるのかな、と思われることはもしかしたらあるかもしれない。「たかい」が「かたい」になってしまってどうしても直せないことがある。そのときは言葉を変えて言い直している。

一カ月の乳児健診のときに、診察室に入ってきた赤ちゃんの名前を患者確認のために呼ぶのだが、自分では概ね合っていると思っても、お母さんから発音の間違いを指摘されることがある。「ひ」「し」「り」「ち」「き」などが難しいが、普通の人でも難しい音だ。例えば、ちゃん付け、くん付けで「チサキ、ハルヒ、チホ、ユリノ、シゲキ」と名前を言うと、微妙に音が間違っているのだろう。一般の人は、耳が勝手に補正してしまって聞きとがめないけれど。

今は名前程度しか知らない人で、これからひょっとしたら親しくするかも、という人と雑談するときには、緊張する。最近の難関は、中学生になった息子の母親同士のランチ会などである。相手は非常によく聞いているし、聞き取れなければ聞き返すし、一般人の会話のリズムは思ったより速く、このリズムを壊してはいけないと思うからだ。いっぺんに一人で話しすぎないように注意して、たいていは聞いているだけでおとなしくしている。

発音が難しい言葉は確かにあるが、一般の人にも同じように発音が難しい言葉はあって、それを言い直すことはそれほど不自然ではない。「思春期」「一回換気量」などは、何度も練習した。発音は、日々の発音練習や素材への慣れが出来不出来を左右すると感じている。発音練習が足りない日には、「今日は発音が下手くそだ」と自分で思うが、STによれば「特に感じない」ということである。会話スピードが自分のペースで調整できる限りは、個人差の範囲内の変化なのだろう。

左脳の機能を失って変化したことの中で、人との境界線の変化や、情報が錯綜《さくそう》したときに感じる混乱は次第になくなった。この点は、慣れてきて自分のできる範囲内で情報を操作するようになったからなのか、ルーチンワークに多くの動作が吸収されてしまって新規の動作が減ったからなのか、単に疑問に思わなくなったのか、定かでない。

記憶、思考、推論については、今も多くのエネルギーを割いている。今の能力に合わせた新しい習慣を試行錯誤したり、コンピューターの機能をうまく使って、良い方法を模索したりすることは欠かせない。難しいことをすれば、新しい悩みは常に湧いてくる。「できるのか、できないのか」――その命題は、いつも私を追いかけてくる。

持久力とはメリハリと安定性である

週二十時間程度は働けるようになったが、疲れやすいのは相変わらずで、どうしたらさらに長く働けるかどうかは、見当がつかなかった。日々の読み書きはだいぶ楽になったが、一つ一つができても、考える・話す・書くことを同時にやるとたいてい失敗した。相手が非難めいていると、態度に圧されて考えが浮かばなくなり、しどろもどろになってしまった。また、書く練習は、一日二時間やらないと字が書きづらくなるのである。「毎日、二時間練習か!」とため息をついた。毎日の訓練は、機能の向上のためではなく、ただ維持するだけのためにも必要だったのだ。勤務時間は、週三十時間からしばらく増えなかった。勤務が長くなると、家庭生活の時間が短くなってしまう。子どもたちは受験生で、決まった時間に合わせて食事やお弁当を作らねばならず、日程を調整したり、正しく書類を書いたりするのにも延々と時間がかかった。低下した能力は、仕事とは別の方向からも私を追い詰めた。母親であるからには、外で働いただけで生活は終わりでなく、平日を無事に過ごせば休日はのんびりというわけにもいかなかった。一日の終わりはすぐに来てしまった。

病院に長く滞在すると、できる仕事はだんだん増えてきた。しかし、読み書き以上に、新しいレベルの悩みも湧いていた。

第一に、医学書の索引を使っての調べものが難しい。言葉をアイウエオ順やＡＢＣ順に並べ直すことが大変だ。専門用語は、英語・カタカナ・漢字でまだらに覚えていて、記憶の中でも音も綴りも怪しいのに、索引の中でどの言葉を利用しているかわからないから、知っている関連用語を全部調べていくことになる。関連用語①に五個の関連ページがあって、五ページ分の本文をそれぞれ読んで、最も重要なページを探し出す。本文中にわからない言葉があると、さらに調べて……の繰り返し。二、三ページ読むと、何を調べているのか忘れてしまう。

若い医師の勉強を兼ねて一緒に調べるのがよいようだ。索引を引いてもらえるのと、総括のために発語するので記憶に定着しやすいからだ。「この言葉の意味は？」「この場合はどうするの？」と言うと、さらに彼らは調べてくれる。調べものは、最終結論にたどり着くまでの時間が短いほうが脳に定着しやすいようだ。結論にたどり着いたら、逆引きで元に戻っておけば、さらに定着には有効だ。

第二に、単位の計算が難しい。小児では、mg/kg/day(注44)という単位を多用する。実用的には、このうえに、mgをmLに直し、分3であれば3で割り、区切りの良い数字に調節する。この計算がなかなかうまくいかないのだ。必ず紙で書いて計算し、他の医師とダブルチェック(注45)し、十キロ当たりで計算した値を参考値として書き留めるなど、工夫している。薬剤量も、毎回調べないと自信がない。そんなわけで、経静脈投与(注46)の処方を書くことはすぐにしようとは思わなかった。実際の症例に行われた治療を参考にして、自分が正しく答えることができるかどうかを、一人で黙々と練習した。

第三に、英語が書けない。内服薬は本を調べて処方し、薬剤師にダブルチェックをしてもらった。ペリフェラールピッチングエデーマ、ウィーズ、ロンカイ、プレドニゾロン、クラニオファリンジオーマ、シャフリングベビーなど、カタカナで記載している。プレカタカナだって、音を出して一字一字ようやく思い出せたのだ。カタカナで思い出して唱えていると、英語の綴りとその言葉の知識が本の一ページの視覚イメージとして蘇ってくることがある。同じ意味の言葉を漢字で書いたときには一向に詳細を思い出せなかったのに。脳の中には英語で保管されていたのだった。

第四に、カタカナを思い出すのだって、やっとのことだ。ネオメドロール、パルミコートターービュヘイラー。未だにこれで綴りが合っているのか、自分ではわからない。最近は、後発品の登場によって、先発品で入力しても覚えのない後発品の名称で処方箋が記載され、これを目で見たときに、一瞬にして間違っているかどうかが判断できない。とんでもない世の中になったものだ。

第五に、新しい知識が頭に入りにくい。本を読んで「これは知らなかった。覚えよう」と思っても、体系立てて脳内に取り込むことが難しい。本を読んでも、今ここに書いてあったことを、もう一度、自分の中で改めて説明することができない。脳内に概念図を書くことができれば覚えられると思うのだが、慣れない用語は覚えられないし、用語が不明瞭だと、概念の中に保持することができない。そうなると、自分の中で反復しないので、すぐに忘れてしまい、使うことができなくなる。学習は、記憶、思考、推論の仲間であると思う。

第六に、自分の今日の仕事は終わったと思ってくつろいでいると、緊急事態は突然やってくる。持っている力を最後まで使い果たしてはいけない。「神経の先生を」と言われたときに、パワー全開で対応できなければ、自分がいる意味がない。ある意味では、そのために他の仕事を制限してもよいぐらいなのである。

一日という自分の時間の流れの中で、集中と弛緩《しかん》をうまく使い分け、必要に応じた注意力を安定的に維持しておかねばならない。弛緩しようという意識の下《もと》に弛緩するのは、意外に難度が高い。しかし、飛ぶ前に緩んでおくのは当然である。理屈ではわかっても、話すことにさえ集中しなければならない私には、緩ませる時間を作るのは絶望的にも思えた。

日々を淡々と過ごしていた。自分の中で大きな変化は感じられなかった。

十一月にスマホを購入し、自分のｉＰａｄやＭａｃと連動させたら、ネット環境がとても良くなった。スマホは失語症の人の有力な味方だ。電子カルテに音声入力ソフトは導入できなかったが、スマホは電卓としても辞書としても使えるし、治療法や計算式を調べることもできる。研修医にならって、スマホに役に立つアプリを入れるようになった。役に立つ表は写メして保存しておく。ＬＩＮＥは短い文章で人と連絡がとれるし、スケジュール帳を使ったり、メモ欄に思いついたことを書き込んだりして愛用した。手先に携帯のコンピューターがあるという感覚だ。脳に欠けたところのある人は、相棒としてこれを使わない手はないと思う。

子どもの入試が終わり、子どもたちそれぞれが自分の道を歩き始めた。私もこの一年間できるかぎりの訓練を実践して、少しずつ読み書きに習熟していった。フルタイムの勤務はハードルが高かったが、戻る時期は今だと思った。発病から一年十カ月が経っていた（二回目からは一年半）。迷いはなかった。進めた腕時計を二分戻した。

そしてフルタイム勤務になる

四月、フルタイムの勤務になった。結果的には、このタイミングで、崖から飛び降りるようなつもりでフルタイム勤務に戻ったのは、非常によかった。一日に八時間働けるかとか、外来ができるだろうかとか、一日一、二時間の訓練時間をどこに持っていけばいいかとか、不安がかすめることはあったが、もう頭の中で考えてもキリがなかった。結局やってみるしかなかったのである。

早朝に出発する息子を送り出せば、私は朝の時間を訓練に充《あ》てることができるようになった。始めてみると、朝に発音練習したほうが調子よく言葉がしゃべれることに気がついた。朝のミーティングに出て、病棟や外来の役目を少しずつ担った。最初は、長い時間を過ごすために疲れてしまい、パフォーマンスが落ちて休憩ばかり取っていたが、一カ月もすると慣れてきて、書くのも話すのも驚くばかりに上達した。私の勤務時間が長くなると、いつも付き添ってカルテ書きをしてくれたドクターエイドは、私に専属では付いていられなくなって、私は自立することになった。それで、困ったという記憶はない。

外来診療にあたるのは永遠に無理なのではないか。そんな心理的な掛け金が心のどこかにあった。実際に患者に触れてみて、自分の言葉で語ってみると、錆《さ》びた鍵穴をこじ開けるようにゆっくりと世界が動き出した。仕事に戻るには、仕事が一番のリハビリだったようである。

古い友人たちには、「完治したの？」と問われることがある。その問いかけには、「そう見えますか？」と寂しく笑うしかない。だって、「思考」という名の私の「ランプ」は消えたのだから。

「頭に図書館が入っている」と驚かれたこともある。「その図書館には鍵がないの」。どれだけの本が入っているかは見当もつかない。しかも、新しい書物はもう入れることができない。

過去の自分と現在の自分とを比べても仕方がない。ただ、学問ができなくなった悲しみは今もある。悲しみについてはもう語らない。三回目の失語が私の言葉を壊してしまわないうちに、本を書き終わらなければならない。

注釈

注1　**小児神経学**　小児の発達および神経・筋疾患について研究する学問。小児科学のサブスペシャリティーの一つ。

注2　**臨床研究**　臨床とは、患者に接して診療治療を行うこと。臨床医学の中の問題意識に基づいて臨床現場において行われる研究。日常臨床の中から自らエビデンスを作り上げて、診断方法の改善や疾病原因の理解などを目的として実施される医学系研究であって、人を対象とするもの。

注3　**失語症**　脳梗塞、脳出血などの脳血管障害や脳腫瘍などの疾患、脳外傷などで大脳の言語機能を司る部位が損傷したことによって後天的に生じる言語機能の障害。聞いて理解する／話すという音声言語に関する機能、読んで理解する／書くという文字言語に関する機能について、その全てに何らかの障害が生じた状態のこと。

注4　**超皮質性感覚失語・伝導失語**　それぞれ失語症のタイプ分類の一つ。超皮質性感覚失語は感覚性失語の一種で理解面の低下と良好な復唱、発話における語性錯語などが特徴とされ、伝導失語は良好な理解、復唱障害、発話時の音韻性錯語などが特徴とされる。

注5　**伝導失語**　注4参照。

注6　**言語中枢**　言語に関係する脳の部位。ブローカ野（下前頭回《かぜんとうかい》）、ウェルニッケ野（上側頭回《じょうそくとうかい》）ほか、多数の領域が言語要素の処理に関わっている。右利きの人の大部分では、大脳皮質の左半球で、言葉は処理されている。

注7　**読字障害（ディスレキシア）**　学習障害の一種で、知的な能力に問題がないにもかかわらず、文字の読み書きに著しい困難を抱える。

注8　**算数障害**　学習障害の一種で、知的な能力に問題がないにもかかわらず、計算や推論に著しい困難を抱える。

注9　**盲ろう者**　視覚と聴覚の重複障害を抱える人。

注10　**ブローカ野**　優位半球の大脳皮質の前頭葉（一般的には左脳）にあり、言語に関係する脳。

注11　**逆唱・復唱**　検査者が読み上げた数字を順番に読むのは復唱、最後の数字から順番に前に戻っていくことを逆唱という。

注12　**若年性脳梗塞**　一般的な脳梗塞の場合、肥満や高血圧や脂質異常などによる動脈硬化が悪化して発症する場合が多いが、五十歳以下で発症する脳梗塞では、動脈硬化以外の原因で起こされることが多い。例えば、抗リン脂質抗体症候群（血がかたまりやすい病気）、奇異性脳塞栓症（心臓の弁の異常や心房中隔の卵円孔《らんえんこう》の開存《かいぞん》によって作られた血のかたまりが、脳に飛んできて詰まる）、脳動脈解離、血管炎などである。

注13　**鼻唇溝**《びしんこう》　小鼻の脇から、左右の唇の端にかけてみられるハの字形の溝。いわゆる「ほうれい線」。

注14　**研修医**　現在のシステムでは、医師免許を取得した一年目と二年目の医師は、臨床指定病院で、複数科のスーパーローテートを取り入れた初期研修を行う。

注15　**理学所見**　身体診察のこと。神経内科では、神経学的診察が診断にあたり大きな比重を占める。

注16　**ｔＰＡ**　組織プラスミノーゲンアクチベーター。脳梗塞の閉塞血管を再開通させるため、超急性期症例に行う血栓溶解療法。

注17　**高次脳機能**　脳機能の中の認知機能全体を指す。脳に損傷を負うと、失語、失行、失認、記憶障害、注意障害、遂行機能障害、社会的行動障害などの症状が出ることがある。

注18　**有意味語**　意味のある語。

注19　**無意味語**　意味のない語、または音節。意味の弁別をなす最小の音声単位を音韻というが、日本語の音韻を語にならないように連続して挙げていくこと。

注20　**音響ルート**　復唱する過程として、耳に入った音を、単に「音」として模倣すること。

注21　**シャドーイング**　音声を聞いたあと、即座に復唱すること。

注22　**意味記憶**　聴覚刺激であった「音」が語であるとわかり、解釈されて初めて、言語とその概念がわかり利用できるような、組織化された記憶である。

注23　**線分図**　文章題を解くときに思考を進めるための助けとして用いられる。数量の関係を線分で表し、視覚的に捉えやすくする。方程式を使えない小学生が、中学入試の算数でよく使う。

注24　**鑑別疾患**　病気を診断するにあたり、可能性がある病気のリスト。医師はこれを元に検査を組み立て、検査の結果から可能性がある病気を比較し、診断していく。

注25　**1モーラ**　音の文節単位で、日本語は仮名一文字が1モーラ（一拍）にあたる。

注26　**干渉**　二つ以上の同じ種類の波が重なって、互いに強めあったり弱めあったりする現象。心理学では、複数課題を実行するときのパフォーマンスは、それぞれ単独に行うよりも低下することが知られている。この現象を干渉という。

注27　**江戸小話**　江戸時代に流行した寸話的な笑い話。落語のまくらなどに使われる。

注28　**海綿状血管腫**《かいめんじょうけっかんしゅ》　小さな出血を繰り返すことで拡大していく血管奇形の一つ。

注29　**卵円孔開存**《らんえんこうかいぞん》　胎児期には心房中隔の中央に開口《かいこう》している孔で、生後、左心房側からのフラップ状の中隔片で覆われて閉じる。中隔片が形成されないと孔が残ってしまう。静脈内にできた血栓などは、心臓（右心房）にたどり着いても肺に取り込まれて処理されてしまうが、右左シャント（血液が本来通るべき血管と別のルートを流れる状態）がある場合には、右心房から左心房に流れていって、脳塞栓《のうそくせん》を起こすことがある。

注30　**マインドマップ**　頭の中に起こっていることを目に見えるようにした思考ツールのこと。

注31　**不安定プラーク**　動脈硬化は、血管内膜にプラークといわれるコレステロールを主成分とした沈着物が溜まることから始まる。この脂肪沈着が血管内に粥状《じゅくじょう》の病変を作る。この病変が破綻して内容物が血管内に漏出したときにできる血のかたまりが脳に飛べば、脳の血管を閉塞させ、脳梗塞が起こる。不安定プラークとは、破綻しやすい危険な粥状病変のこと。硬化の成長中にプラークを覆っている線維性被膜が破れやすいとされている。

注32　**回復期**　一般的に、脳梗塞の経過は、急性期、回復期、維持期と分けられている。制度上の脳血管障害後遺症の回復期のリハビリテーションは、発症から二カ月以内に急性期病院からリハビリテーション病院に転院して受けることができる。通常では百五十日入院が認められている。

注33　**ソーシャルワーカー**　経済的なこと、退院後の生活、職場復帰のこと、社会保障や福祉のことなど、解決のための援助を提供する専門職。

注34　**盲ろう者の通訳**　大まかに言えば次のようなケースが多いが、教育や習慣によってはそうでない場合もあり、それぞれ多様である。視覚障害者が聴覚に障害を起こして盲ろう者になった場合、彼は音声言語で話し、点字（または指点字）で聞き取る。聴覚障害者が視覚に障害を起こ

して盲ろう者になった場合、彼女は手話（または指文字）かあるいは文章力や発語の力が高ければ音声言語で話し、触手話か触読指文字か手のひら書きで聞き取る。健常者であった人が、点字にも手話にも精通していないまま盲ろう者になった場合、音声言語で話し、手のひら書きで聞き取る。生まれつきの盲ろう者の場合、話すも聞くも触読指文字が使われる。点字が使えれば点字同士でも交信は可能である。

注35　**評価バッテリー**　心理検査などで、対象者を総合的かつ客観的に判断するため、適切な複数の検査を行うこと。またその組み合わせのこと。

注36　**注意機能検査**　集中困難、注意散漫など、ある刺激に焦点を当てることが困難になり、他の刺激に注意を奪われやすいかどうか、また、長時間の注意の持続や維持が困難かどうかをみる試験。日本人の年齢別健常標準値が明らかな検査法を使用する。

注37　**ドライブシミュレーター**　自動車練習用に開発されたシミュレーションシステム。操縦技術の訓練や教育を安全に行い、定量的に評価できる。

注38　**チャンク化**　人間が情報を操作するために、情報を一定量に区切ってひとまとまりにすること。

注39　**ドクターエイド**　医師事務作業補助者。医師に本来の業務である医療行為に専念してもらうために、医師の事務的な業務をサポートする職種。

注40　**障害者職業センター**　カウンセラーを配置し、ハローワークとの連携のもと、就職に向けて模擬的作業の体験や就労セミナーや個別相談を提供する公的施設。

注41　**海馬**　大脳側頭葉の内側部にあり、記憶に関わる脳の器官。とくに、エピソード記憶の形成や想起に重要な脳領域。

注42　**丹田《たんでん》**　へその少し下のところで、下腹の内部にあり、気力が集まるとされるところ。

注43　**プリエ**　両足、または片足の膝を曲げていく、バレエの基本動作。両足を付け根から外旋《がいせん》させて立ち、かかとは床から離さないで、アキレス腱を伸ばして膝を曲げる。

注44　**mg/kg/day**　小児科医は、患者の体重に基づき、薬の処方量を検討している。すなわち、体重kgあたりの投与量に従って一日量を設定し、一日三回投与の場合は、3で割ったものが一回投与量。注射薬の場合は液体なので㎎から㎖に直す。

注45　**ダブルチェック**　オーダーを二度確認すること。

注46　**経静脈投与**　静脈に薬剤を入れる注射のこと。

文献

(1)「カラー版名作全集　少年少女世界の文学」(シリーズ名)、名作選定委員会編、小学館、一九六八〜一九七一年。

(2) 名作選定委員会編『カラー版名作全集　少年少女世界の文学　第2巻・イギリス編1:シェークスピア物語/ある母とむすこ/天路歴程/ロビンソン・クルーソー』小学館、一九七〇年。

(3) 名作選定委員会編『カラー版名作全集　少年少女世界の文学　第15巻・フランス編4:十五少年漂流記/青い鳥/太足のベルト姫/さいごの授業/ラ・フォンテーヌ寓話/にんじん』小学館、一九六九年。

(4) 小川未明、坪田譲治、浜田広介著『赤いろうそくと人魚(少年少女日本文学館14)』講談社、一九八六年。

(5) 関啓子著『「話せない」と言えるまで―言語聴覚士を襲った高次脳機能障害』医学書院、二〇一三年。

(6) ジル・ボルト・テイラー著『奇跡の脳』竹内薫訳、新潮社、二〇一二年。

(7) 新美南吉、木下順二著『ごんぎつね・夕鶴(少年少女日本文学館15)』講談社、一九八六年。

(8) http://hukumusume.com/douwa/pc/kobanashi/

(9) 脳卒中治療ガイドライン２００９　Ⅵ―3　奇異性脳塞栓症(卵円孔開存を含む)
http://www.jsts.gr.jp/guideline/256-258

(10) John D. Carroll, et al. Closure of patent foramen ovale versus medical therapy after cryptogenic stroke. *N Engl J Med.* 2013; 368: 1092-100.

（11）Rutten-Jacobs LC, et al. Long-term mortality after stroke among adults aged 18 to 50 years. *JAMA*, 2013. Mar 20; 309（11）: 1136–44.
（12）小嶋知幸著『失語症の源流を訪ねて：言語聴覚士のカルテから』金原出版、二〇一四年、一二五頁。
（13）前掲書（7）八六―八七頁。
（14）エリザベス・キューブラー・ロス著『死ぬ瞬間　死とその過程について』鈴木晶訳、中央公論新社、二〇〇一年。
（15）計見一雄著『戦争する脳　破局への病理』平凡社、二〇〇七年。
（16）「少年少女日本文学館」（シリーズ名）、講談社、一九八五〜一九八八年。
（17）パンセ著『パンセ小品集（世界の名著24）』前田陽一新訳、由木康改訳、中央公論社、一九六六年。
（18）マイケル・S・ガザニガ著『〈わたし〉はどこにあるのか：ガザニガ脳科学講義』藤井留美訳、紀伊國屋書店、二〇一四年。
（19）中山元著『フロイト入門』筑摩書房、二〇一五年。
（20）前掲書（16）一五六頁。
（21）https://happylilac.net/syogaku.html
（22）藤原てい著『流れる星は生きている』中央公論社、一九七六年。
（23）マルクス・アウレーリウス著『自省録』神谷恵美子訳、岩波書店、改版二〇〇七年。
（24）アラン・バドリー著『ワーキングメモリ―思考と行為の心理学的基盤』井関隆太ほか訳、誠信書房、二〇一二年。

あとがき

書くことが命だった私が、失語症になるとは、思いもよらなかった。

一回目の発症は人にはわからなかった。二回目の発症で、私は話す言葉も書く言葉も、「完全に」失った。しかし実は私の中では、初回のダメージのほうが大きいのだ。思いどおりの言葉が使えず、自分が誤った言葉を言っても自分では気がつかず、さっき脳に焼きついた言葉がいつまでも消えない症状のために苦しんだ。誤った言葉を使うたびに、いっそ言葉が出ないほうがいいと思うほどだった。しゃべるたびに疲れ切って、記憶はところどころ途切れていた。こんな夢を見たことはないだろうか。暗闇の中で、「ない！　ない！」と、はいつくばって、出口を求めてさまよっているような。当時のことを文章に書くことはなかった。おそらく、文章を書く力をなくしてしまっていたのだろうが、そんなことを知る由もなかった。

さて、今度は誤った言葉すら出なくなった。ものに名前がつけられない、けれど意味は知っている、そんな「無」の状態から始まった。初回のような激しい疲労感はなく、記憶も「ある意味」鮮明だった。頭の中で文章をなしている言葉がどうしても口から出てこない。しかし言葉があるとは、自分が存在するということである。とても嬉しかった（ここで、「ある意味」

と言ったのは、明確化された文章の形態で、記憶が保存されていないからだ）。

少しずつ文章を書くことができるようになったとき、「まず、友人に報《しら》せなければ」と思い立った。今書かないで三度目の脳梗塞が起きたら、このまま、親しい人たちと一生連絡が取れなくなってしまう。どうにかして、病気になって書けないでいるのだとわかってもらいたい。そうすれば、手紙やメールの返事が届かなくても「外国に留学中なのでは？」「転居したのでは？」と思われることはない。用があれば、会いに来てくれるし、力も貸してくれるだろう。そう思って、短い手紙から出し始めた。

直筆の手紙は、たとえ短くても、「どの程度書けなくなったのか？」という問いに、多くの答えを出してくれる。多くの手紙に返事は来なかった。昔から私のことをよく知った人たちである。「なんと書けばいいのか」という彼らの戸惑いを感じた。大学卒業から近年までの彼らの生活のことや、最近の思いを書いて投稿したエッセイなどが、舞い戻るように私のポストに入っていることもあった。また、今の姿を見たいと会いに来てくれる人もいた。

入院中に、詩人の友人が、私にオフホワイトで無罫の上質なノートをくれた。「私はこれに詩を書いているの」と彼女は言った。私は、このノートに、この経験と思考を書き残そうと思った。誤字脱字で構わない、絵、記号、落書きも含めて、書けるだけのものを白紙に投げつけた。これがこの文章の始まりである。言葉とは「すごい」のである。

言葉を知らない幼児が言葉を習うように、私は一生懸命練習に取り組んだ。自分の思いが文章になって目の前に現れると、自分自身も客観的に何度でも読み返すことができる。「言葉を失った私」が「言葉を保存し、思考する私」に変われるとは、新鮮な驚きだった。一、三行の思考しかできなかった私が、原稿用紙一枚、五枚、十枚と、論を重ねていく……。また、リハビリを手伝ってくれるＳＴ（言語聴覚士）など訓練士という仲間たちができた。彼らは私を、尊敬と信頼感を持って支えてくれた。そして、失語症の私の洞察に対し、驚きと多大な興味を示してくれた。関心を持っていてくれる人がいるのは、嬉しいものである。

私は、言いたいことが山のようにあると思った。そして、何が書けるのかまるでわからないで最初の一文字を書き出した。一シーンの情景をなんとか書き出すと、そのときに言ったこと、考えたこと、脳の中で起きていること、次々に細部が浮かんだ。それでどうだったの？　自分に問いかけるように、文を綴《つづ》った。今までにこのような書き方をしたことはなかった。茂みをかきわけるようにして一つずつ絡んだつるをほどきながら、ようやく幹のところまで来た。ぶるんぶるんと振ると、言葉に絡みついた思考がほどけていく。どうしてわからなくなったのか？　どうやってできるようになったのか？　どうして怒ったのか？　どうして悲しんだのか？　何度も文を読んでは自分に問いかけ、書き直してまた問いかけた。そうやって何度も書き直して、徐々に、自分の思考が見える形になって目の前に浮かび上がってきた。

自分の文章の第一読者になったとき、書けるようになった喜びに浸った。書かなければ、私の思考は、存在すら誰の目にもとまらない。書かれた言葉は永遠である。西暦一二一年に生ま

■著者

秋津じゅん（あきつ　じゅん）

小児科医。医学博士。1967年 長野県生まれ。田舎の里山で育ち、自身の病気の経験から小児科医を目指す。大学医学部附属病院小児科に入局。脳や神経の研究に関心を持ち、小児神経学を専攻。2002年より現在の病院に勤務。二児の母である。

再び話せなくなるまえに
小児神経科医の壊れた言語脳

2019年10月19日　初版第1刷発行

著　　者　秋津じゅん
発 行 者　石 澤 雄 司
発 行 所　株式会社 星　和　書　店
〒168-0074　東京都杉並区上高井戸 1-2-5
電 話　03（3329）0031（営業部）／03（3329）0033（編集部）
FAX　03（5374）7186（営業部）／03（5374）7185（編集部）
http://www.seiwa-pb.co.jp

印刷・製本　株式会社 光邦

 ISBN978-4-7911-1034-6